Casuïstiek voor apothekersassistenten

Ik heb zo'n last van mijn keel

Casuïstiek voor apothekersassistenten

Ik heb zo'n last van mijn keel

S. van der Krogt en A. Starink

Bohn Stafleu van Loghum
Houten 2010

© 2010 Bohn Stafleu van Loghum, onderdeel van Springer Uitgeverij
Alle rechten voorbehouden. Niets uit deze uitgave mag worden verveelvoudigd, opgeslagen in een geautomatiseerd gegevensbestand, of openbaar gemaakt, in enige vorm of op enige wijze, hetzij elektronisch, mechanisch, door fotokopieën of opnamen, hetzij op enige andere manier, zonder voorafgaande schriftelijke toestemming van de uitgever.
Voor zover het maken van kopieën uit deze uitgave is toegestaan op grond van artikel 16b Auteurswet 1912 j° het Besluit van 20 juni 1974, Stb. 471, zoals gewijzigd bij het Besluit van 23 augustus 1985, Stb. 471 en artikel 17 Auteurswet 1912, dient men de daarvoor wettelijk verschuldigde vergoedingen te voldoen aan de Stichting Reprorecht (Postbus 3051, 2130 KB Hoofddorp).
Voor het overnemen van (een) gedeelte(n) uit deze uitgave in bloemlezingen, readers en andere compilatiewerken (artikel 16 Auteurswet 1912) dient men zich tot de uitgever te wenden.

Samensteller(s) en uitgever zijn zich volledig bewust van hun taak een betrouwbare uitgave te verzorgen. Niettemin kunnen zij geen aansprakelijkheid aanvaarden voor drukfouten en andere onjuistheden die eventueel in deze uitgave voorkomen.

ISBN 978 90 313 7910 1
NUR 891

Onderwijskundig advies: Sink
Concept en tekst: Questgroep
Ontwerp: Studio HdeK

Bohn Stafleu van Loghum
Het Spoor 2
Postbus 246
3990 GA Houten

www.bsl.nl

Inhoud

Inleiding	7
1. Medische achtergrondkennis	9
- Anatomie en fysiologie	10
- Ziektebeelden	17
2. Zorgvraag verhelderen	21
- Recepten	22
- Zelfzorgvragen	31
3. Geneesmiddelen	37
- Medicijnen tegen keelklachten	38
4. Bereiden	45
- Rekenen	46
- Bereiden	49
5. Voorlichting en advies	51
- Instructies geven	52
- Voorlichting geven	55
- Omgaan met cultuurverschillen	58
6. Administratieve taken	63
- Apotheek Informatie Systeem	64
- Voorraadbeheer	65
7. De maatschappij en jij	69
- Waarden en normen	70
- Discussies in de maatschappij	74
8. Persoonlijke groei	77
- Werken volgens methodiek	78

De antwoorden op de vragen die in de diverse hoofdstukken aan bod komen vind je op:
www.agcontext.nl

Inleiding

Keelpijn, heesheid, een schorre stem...iedereen heeft daar wel eens last van. Met thee met honing, drop en keeltabletten gaan de klachten vaak binnen een paar dagen over. Maar niet altijd. Soms zijn de klachten hardnekkig en is er meer aan de hand. Dan is het tijd voor medische hulp.

In dit werkboek komen de volgende onderwerpen aan bod:

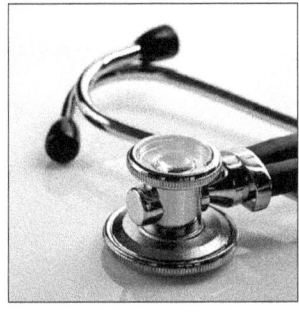

Medische achtergrondkennis
Hoe zien de keel en stembanden eruit?
Welke aandoeningen gaan vaak gepaard met keelpijn en heesheid?

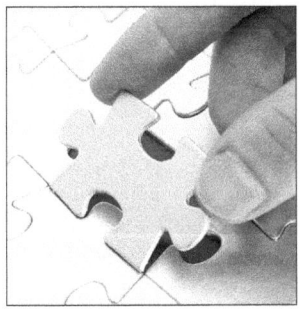

Zorgvraag verhelderen
Wat doe je met het recept dat de klant jou overhandigt?
Wanneer volstaat zelfzorg, wanneer is een bezoek aan de huisarts raadzaam?

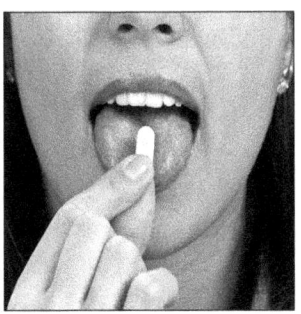

Geneesmiddelen
Met welke geneesmiddelen kunnen keelpijn, heesheid en hun achterliggende oorzaken bestreden worden?

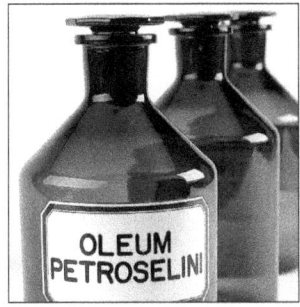

Bereiden
Geneesmiddelen tegen keelpijn die door de apotheek zelf bereid worden.

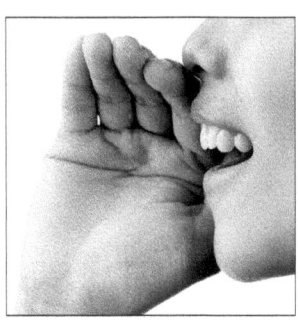

Voorlichting en advies
Wat vertel je een klant met keelpijn en hoe doe je dat?
Hoe houd je rekening met de culturele achtergrond van de klant?

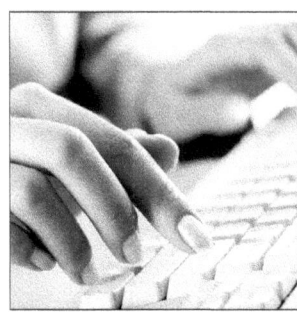

Administratieve taken
Hoe verwerk je de gegevens in het Apotheek Informatie Systeem?
Hoe deel je medicijnen die op voorraad zijn logisch in?

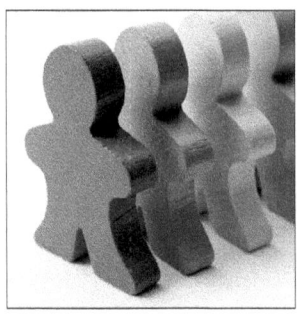

De maatschappij en jij
Welke waarden en normen vind jij belangrijk?
Welke gevolgen heeft luchtvervuiling op de gezondheid?

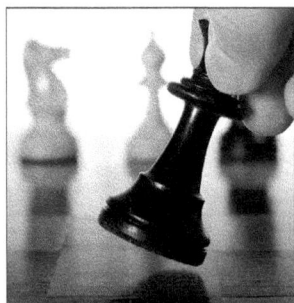

Persoonlijke groei
Wat houdt 'werken volgens methodiek' in?

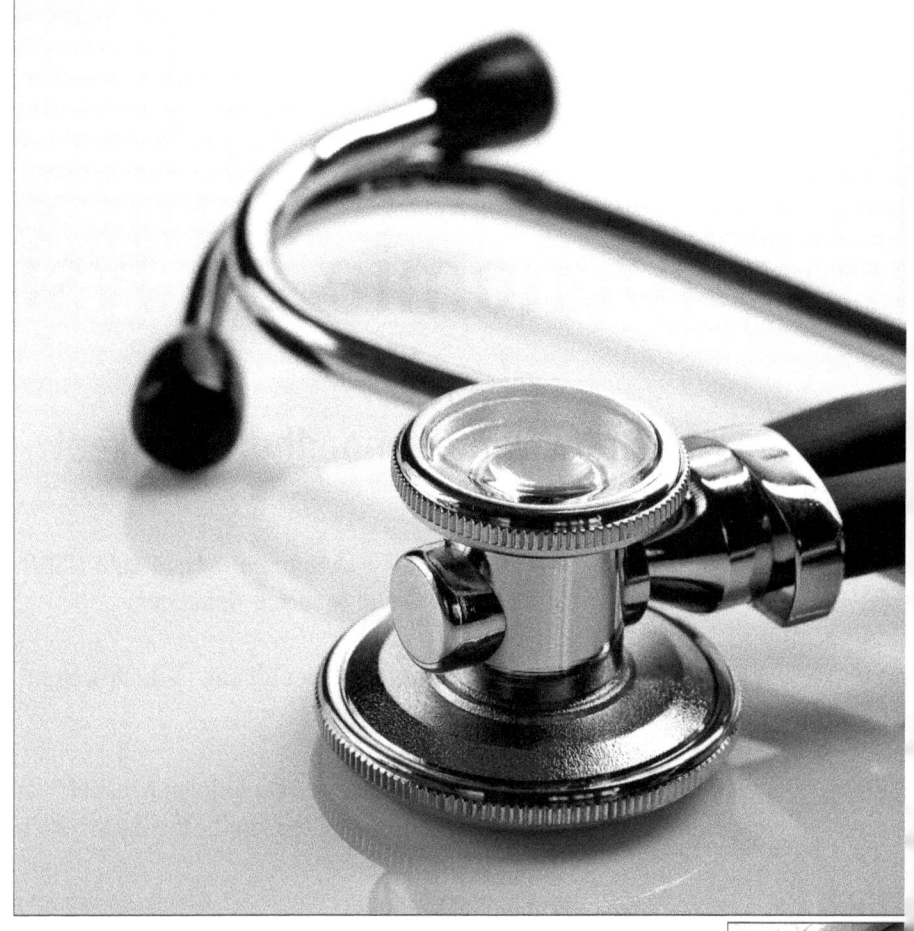

hoofdstuk 1
Medische achtergrondkennis

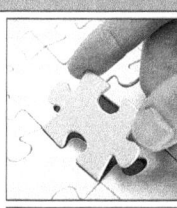
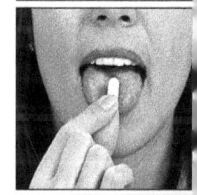
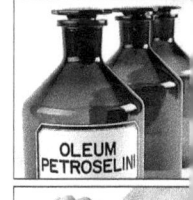
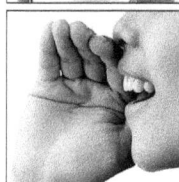
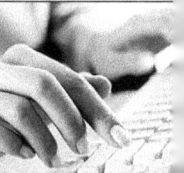
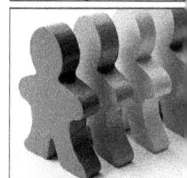
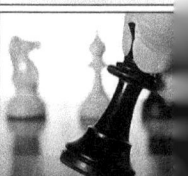

Je keel staat in directe verbinding met de buitenwereld. Hitte en kou, vervuiling, schadelijke micro-organismen...elke dag weer krijg je van alles binnen.
In je keel bevinden zich ook je stembanden. En bij een communicatief ingesteld wezen als de mens hebben die veel te verduren.

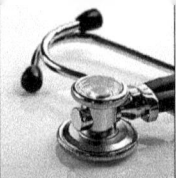

Anatomie en fysiologie

1.1 Bouw van de mondholte en keel

- Basiswerk AG: Anatomie & fysiologie (ISBN 978 90 313 4672 1)
- Merck Manual Medisch Handboek

- www.schooltv.nl/beeldbank (> luchtwegen)

Om te begrijpen waar klachten over keelpijn en heesheid vandaan komen moet je iets afweten van de bouw en werking van de mond- en keelholte, het strottenhoofd en de stembanden.

Bekijk je mondholte en keel in een spiegel. Steek je tong zo ver mogelijk uit (houd hem zonodig omlaag met behulp van een spatel) en bestudeer:
- je gehemelte
- de vorm en tekening van je tong
- je huig
- je keelamandelen (als die niet geknipt zijn in je kinderjaren)

Inspecteer ook de mond- en keelholte van een studiegenoot. Zie je verschillen tussen jouw mondholte en keel en die van je buurman of buurvrouw?

Leg je hand op je hals, maak een slikbeweging en voel wat er gebeurt.
Herhaal dit terwijl je in een spiegel kijkt. Of: bestudeer de hals van je buurman of -vrouw.
Wat is er aan de buitenkant te zien tijdens het slikken?

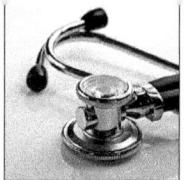

Zoek de namen op van de verschillende onderdelen die in onderstaande plaatjes zijn afgebeeld.

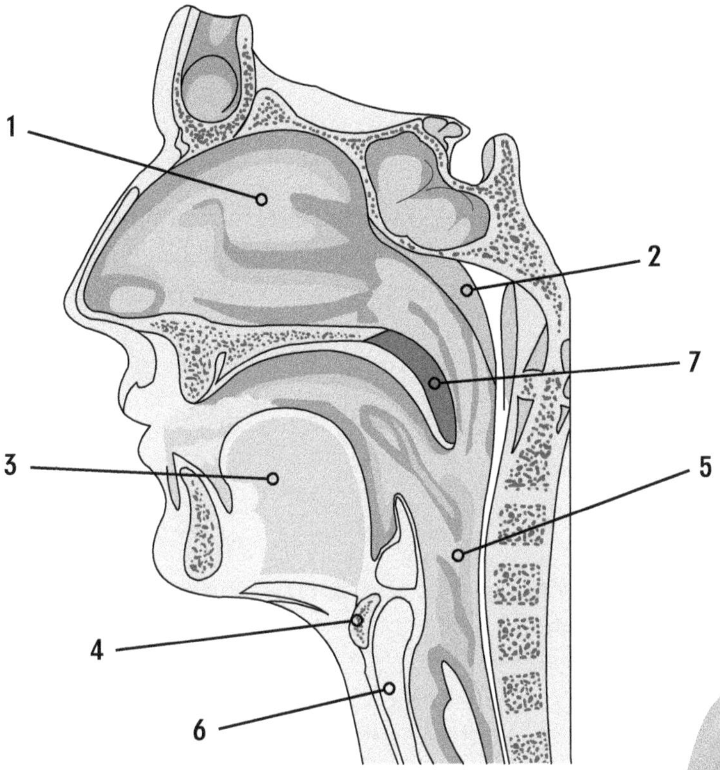

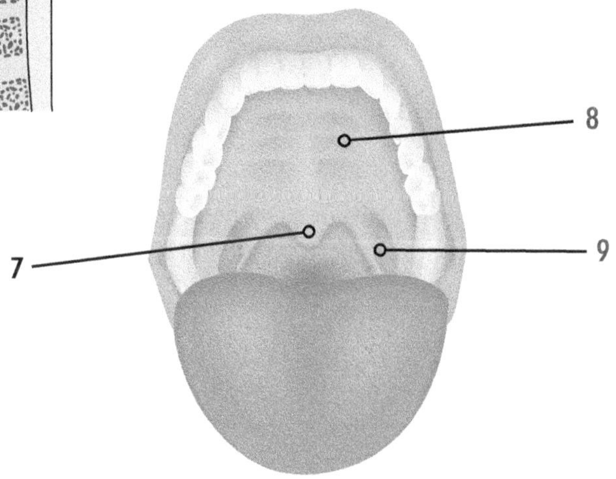

1	
2	
3	
4	
5	
6	
7	
8	
9	

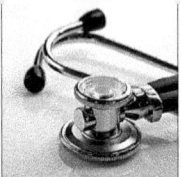

1.2 De stem

- www.dailymotion.com (> werking van de stembanden)

Bekijk het filmpje over de werking van de stem.

Je stembanden produceren alleen tonen, van hoog naar laag. Die moeten vervolgens omgezet worden in klanken die samen herkenbare woorden vormen. Dat vereist een uitgekiende samenwerking tussen je tong, kaken en lippen. Omdat praten zo vanzelfsprekend is zijn we ons hiervan amper bewust.

Een paar eenvoudige proefjes.

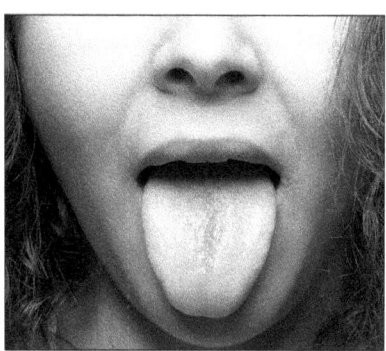

Tong

1. Druk met een vinger (of een spatel) je tong omlaag en probeer te praten.

2. Spreek langzaam de letters van het alfabet uit en concentreer je daarbij op de bewegingen die je tong maakt. Merk je hoe de positie en vorm van je tong veranderen?

Mondholte

1. Houd je kaken stijf op elkaar geklemd en probeer een gesprek te voeren met je buurman of -vrouw.

2. Spreek de letters A-E-O-U-IJ-EU-AU na elkaar uit. Vloeiend, zonder tussen elke letter te stoppen. Merk je hoe je mondholte bij elke letter van vorm verandert?

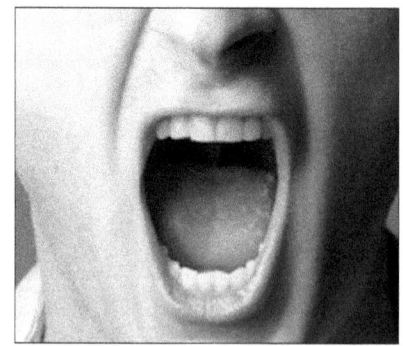

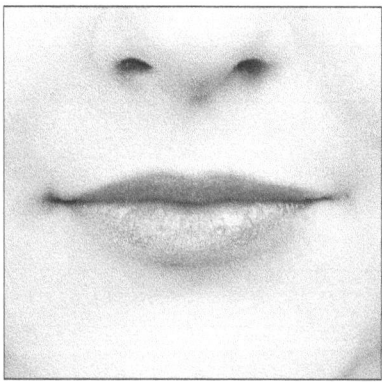

Lippen

1. Vraag je studiegenoot om iets te vertellen. Kijk niet naar zijn of haar ogen maar bestudeer de ingewikkelde bewegingen die zijn of haar lippen maken.

2. Vraag je studiegenoot om zonder geluid iets te zeggen en probeer dat te verstaan via liplezen. Begrijp je het niet, laat hem of haar de zin dan eerst een keer hardop uitspreken. Lukt het liplezen nu wel?

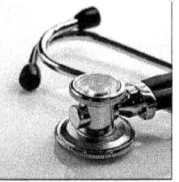

 • www.wikipedia.nl (> stotteren)

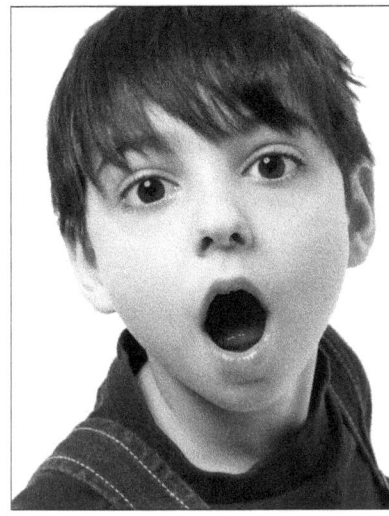

Bij stotteren werkt de spraak niet optimaal. Komt dat door een mankement aan de stembanden of ligt de oorzaak ergens anders? Zoek op waardoor stotteren wordt veroorzaakt.

Stotteren is voor de persoon in kwestie heel vervelend. Vaak maken de reacties van de omgeving het alleen maar erger. Bijvoorbeeld als mensen ongeduldig reageren, zelf de haperende zin gaan afmaken of net doen alsof ze absoluut niet merken dat iemand stottert.
Noteer hieronder een aantal tips voor omgaan met een stotteraar.

Tips voor het omgaan met stotteren

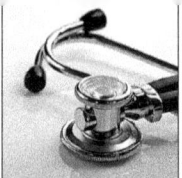

 • Basiswerk AG: Anatomie & fysiologie (ISBN 978 90 313 4672 1)

Zoek de namen op van de verschillende onderdelen van het strottenhoofd en de stembanden.

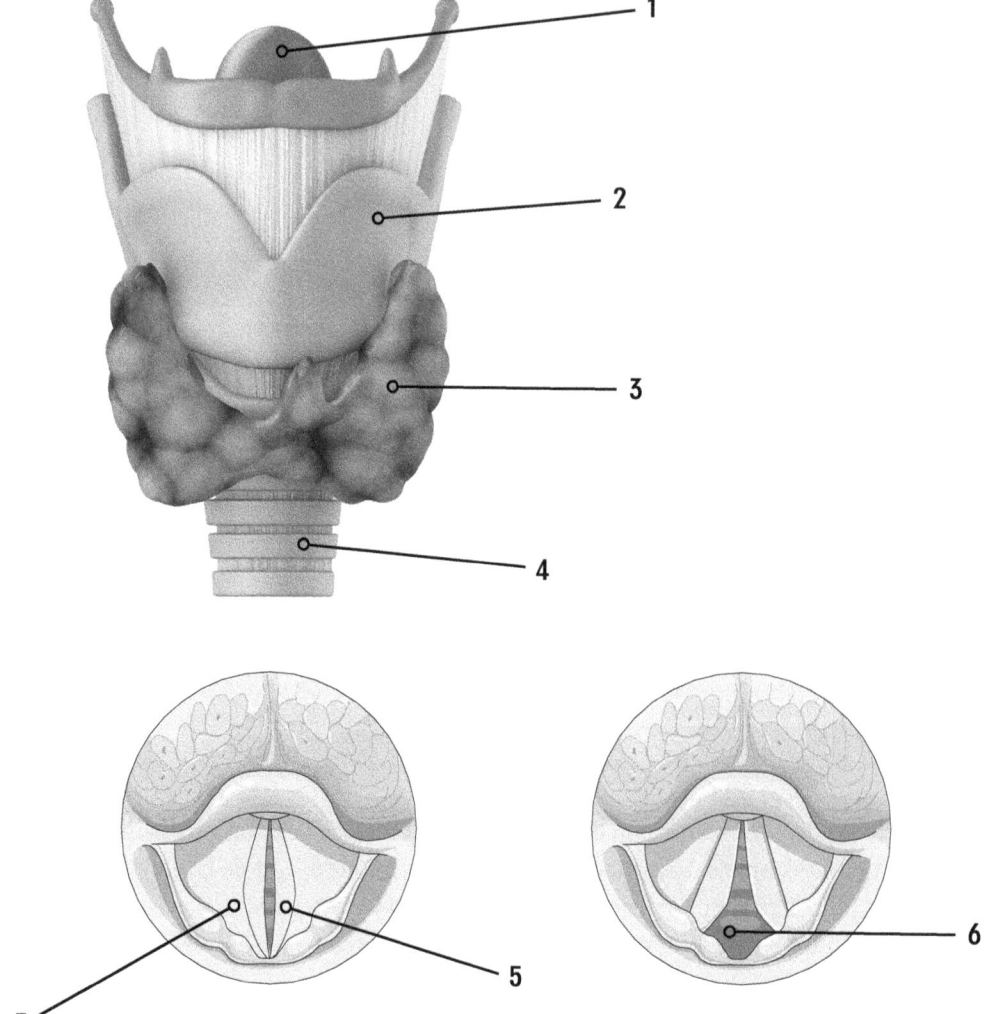

1	
2	
3	
4	
5	
6	

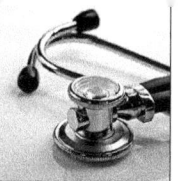

1.3 Vragen

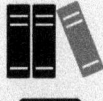
- Basiswerk AG: Anatomie & fysiologie (ISBN 978 90 313 4672 1)
- Merck Manual Medisch Handboek

- www.agcontext.nl

Zoek het antwoord op de volgende vragen:

1. Wat is de functie van het strottenklepje?

2. Wat gebeurt er bij verslikken?

3. In de pubertijd krijgen jongens 'de baard in de keel'. Waardoor wordt hun stem lager?

4. Slikken is een reflex. Wat gebeurt er bij de slikreflex?

5. In de neus- en mondholte bevinden zich 3 typen amandelen: neusamandel, keelamandel en tongamandel. Waarvoor dienen deze?

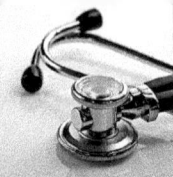

6. Waarvoor dient de huig?

7. De mondholte geeft toegang tot de luchtpijp en de slokdarm.
   Welk van beide ligt aan de voorkant van de hals?

8. Wat is een opvallend verschil in de bouw van de slokdarm en van de luchtpijp?

9. Waarop berust de verzachtende werking van zuigtabletten zoals Strepsils?

10. In de keelholte monden de buizen van Eustachius uit.
    Waar lopen deze buizen naartoe en waarvoor dienen ze?
    Wat gebeurt er als de buis van Eustachius verstopt zit?

11. Wat is de Latijnse naam voor de keelholte. En wat het Nederlandse woord voor *larynx*?

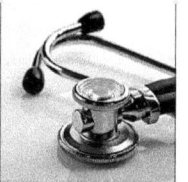

Ziektebeelden

1.4 Aandoeningen

- Basiswerk AG: Farmacotherapie in de apotheek (ISBN 978 90 313 5448 1)
- Merck Manual Medisch Handboek

- www.agcontext.nl (> databank > NHG ziektebeschrijvingen)
- www.rivm.nl (> ziekten en aandoeningen)

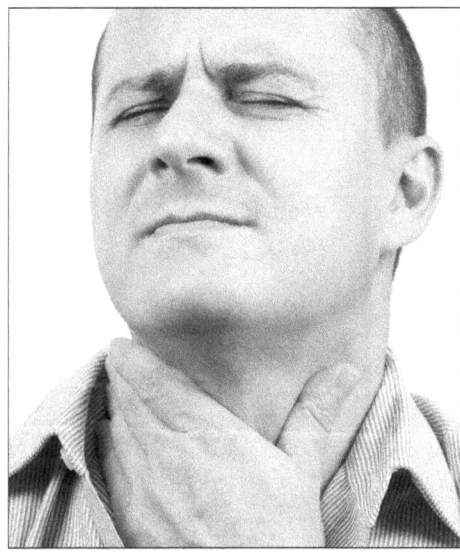

Vaak gaat keelpijn vanzelf over. Maar het kan ook een bijverschijnsel zijn van een serieuze aandoening zoals:
- tonsilitis
- faryngitis
- spruw
- pseudo-kroep
- stembandknobbels
- ziekte van Pfeiffer

Zoek voor bovenstaande aandoeningen op:
- Waardoor wordt deze aandoening veroorzaakt?
- Welke klachten kunnen optreden?
- Wat zijn mogelijke gevolgen van deze aandoening?

Noteer je bevindingen met steekwoorden in het schema op de volgende pagina's.

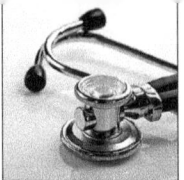

	Tonsilitis	Faryngitis	Spruw
Mogelijke gevolgen			
Symptomen			
Oorzaken			

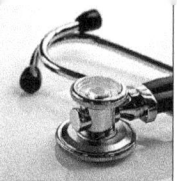

	Pseudo-kroep	Pfeiffer	Stembandknobbels
Mogelijke gevolgen			
Symptomen			
Oorzaken			

Medische achtergrondkennis

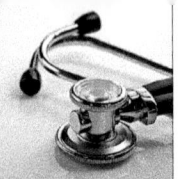

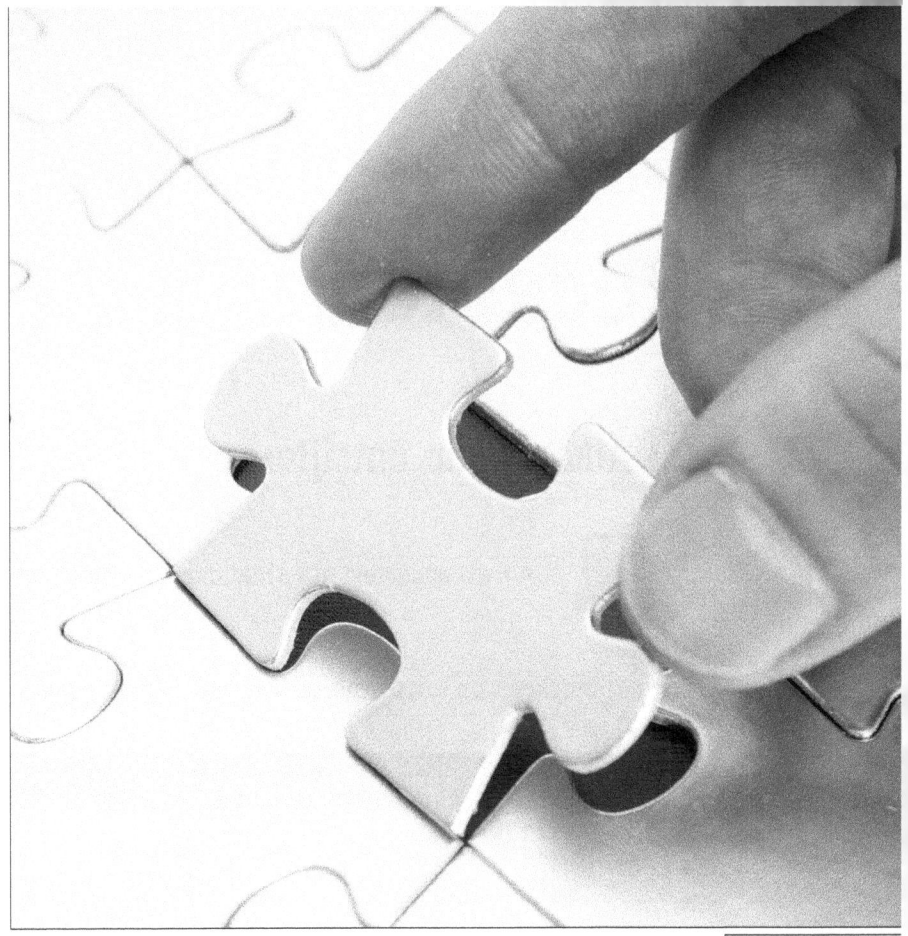

hoofdstuk 2
Zorgvraag verhelderen

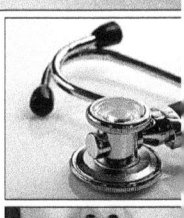
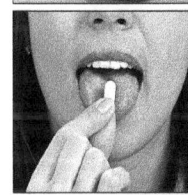
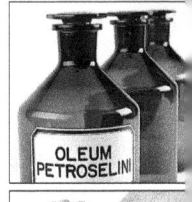
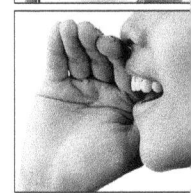
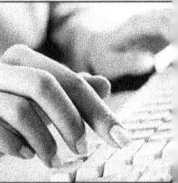
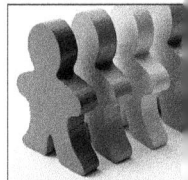
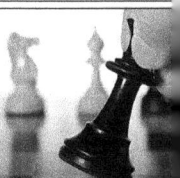

Voor de klant is het recept van de huisarts of specialist abracadabra. Maar als apothekersassistent moet je het moeiteloos kunnen lezen. Ook voer je een laatste controle uit: past dit medicijn of deze dosering wel bij deze klant?

Omdat keelpijn vaak onschuldig is gaan mensen vaak eerst aan de slag met zelfzorg. Soms is dat afdoende, maar niet als die keelpijn een uiting is van een ernstigere kwaal.

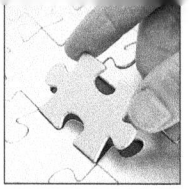

Recepten

2.1 Afkortingen ontcijferen

• www.agcontext.nl (> databank > afkortingen op een recept)

Zoek de betekenis op van de volgende afkortingen die je op een recept kunt tegenkomen.

Afkorting	Latijnse naam	Betekenis
susp.		
aq.dest.		
collyr.		
3 d.d.		
da		
m.f.l.a.		
oculgtt.		
R.		
pulv.		
vesp.		

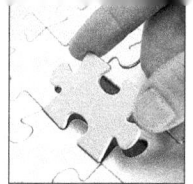

2.2 Verkrijgbaarheid van medicijnen

Sommige geneesmiddelen zijn alleen verkrijgbaar via een recept van een bevoegd medicus. Andere liggen gewoon in het rek bij de drogist of de supermarkt.
De verkrijgbaarheid van geneesmiddelen wordt aangegeven met letters. Zoek op wat onderstaande aanduidingen betekenen en kruis per categorie aan waar je deze geneesmiddelen kunt krijgen.

term	betekenis	apotheek	drogist	supermarkt
UR				
UA				
UAD				
AV				

2.3 Recept bevoegdheid

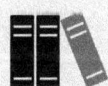

- Kompas voor AG: Afleveren van geneesmiddelen op recept (ISBN 978 90 313 4232 7)
- Basiswerk AG: Inleiding in de gezondheidszorg (ISBN 978 90 313 4647 9)

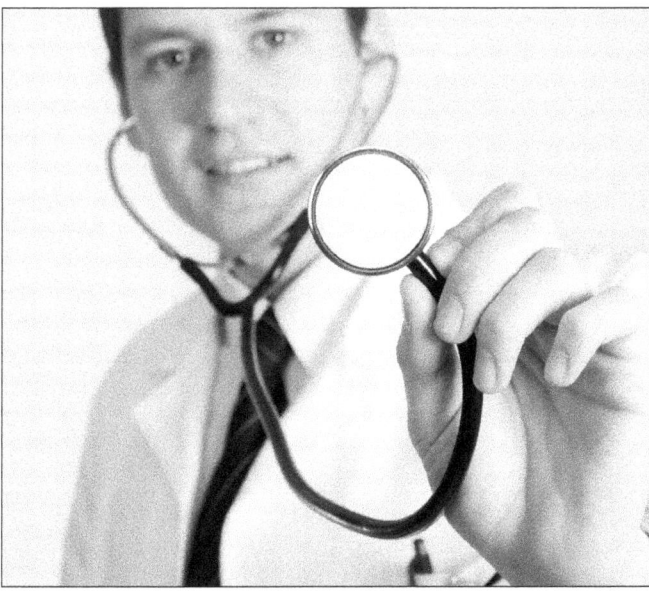

Niet iedereen mag een recept uitschrijven. De apothekersassistent moet daarom eerst controleren of degene die het recept heeft uitgeschreven daartoe wel bevoegd is.

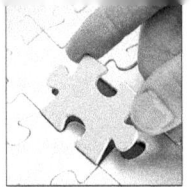

Welke van onderstaande mensen is bevoegd om recepten uit te schrijven?

Beroep	Bevoegd	Bij welke klachten
Cardioloog		
Uroloog		
Psycholoog		
KNO-arts		
Reumatoloog		
Gynaecoloog		
Internist		
Dermatoloog		
Longarts		
Kaakchirurg		
Anesthesist		
Kinderarts		

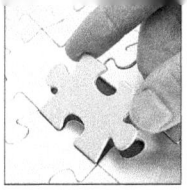

Beroep	Bevoegd	Bij welke klachten
Radioloog		
Neuroloog		
Psychiater		
Orthopeed		
Fysiotherapeut		
Oogarts		
Plastisch chirurg		
Orthodontist		
Homeopaat		
Tandarts		
Verloskundige		

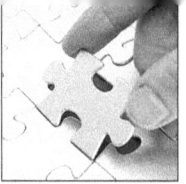

2.4 Recepten aannemen

Oefen het aannemen van een recept door middel van een rollenspel. Steeds speelt iemand de rol van de klant en een studiegenoot de rol van de apothekersassistent.

Je krijgt te maken met één van de volgende klanten:

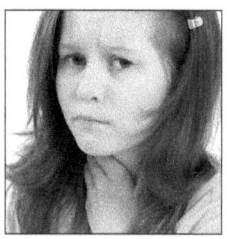

Mevrouw Poncia is met haar dochter bij de huisarts geweest vanwege hevige keelpijn.

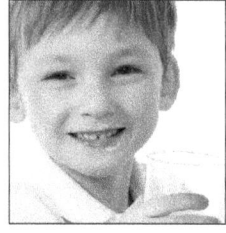

Mevrouw Debets heeft een vreemde uitslag ontdekt in de mond van haar zoon.

Degene die de rol van klant speelt bereidt zich voor met behulp van de casusbeschrijving op de volgende pagina's. Hij of zij maakt een kopie van het recept, knipt dit uit en overhandigt het aan de apothekersassistent.

NB: als jij de rol van apothekersassistent speelt, lees de betreffende casusbeschrijving dan niet door. Het is immers de kunst om zelf achter alle relevante informatie te komen door de juiste vragen te stellen.

De rest observeert de rollenspellen aan de hand van de observatielijst op de volgende pagina.

Noteer eventuele aandachtspunten waar je een volgende keer extra op moet letten.

Aandachtspunten voor een volgende keer

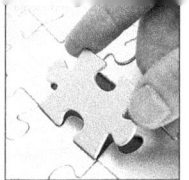

Observatielijst Recept aannemen

Vul per aandachtspunt in:
- goed (+)
- matig (+/-)
- zwak (-)

naam apothekersassistent >			
Benadert de klant op een plezierige manier.			
Toont inlevingsvermogen.			
Controleert of het recept aan de wettelijke eisen voldoet.			
Bij vaste klant: controleert adres, geboortedatum en verzekering.			
Bij nieuwe klant: vraagt naar de NAW en verzekeringsgegevens.			
Controleert of alle gegevens op het recept staan.			
Voert medicatiebewaking uit (doseringscontrole).			
Neemt de juiste beslissing bij de verdere afhandeling.			
Controleert of het medicijn op voorraad is of gemaakt moet worden.			
Vertelt wanneer het geneesmiddel opgehaald kan worden.			

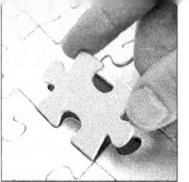

Casussen voor het rollenspel

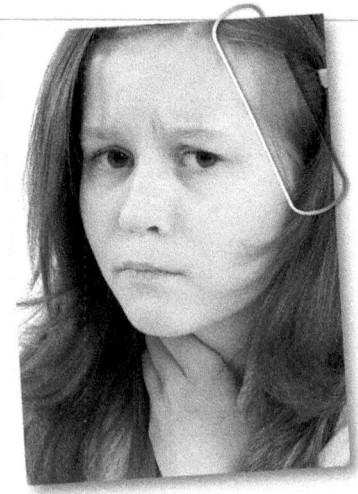

Mariëtte Poncia

Persoonsgegevens

Naam:	Mariëtte Poncia
Leeftijd:	11 jaar
Geboortedatum:	21-01-1999
Adres:	Fazantenlaan 1, 6277 JJ Emmen
Telefoon:	0591-112269
Burgerservicenummer:	022296652
Verzekering:	Univé
Polisnummer:	224.897.884

Je dochter heeft al een paar dagen flink last van haar keel. Haar keel ziet ook een beetje rood, voor zover je dat kunt zien.
Vandaag ben je ook bij de huisarts geweest.

Geef de volgende informatie alleen als de apothekersassistent er naar vraagt:
- je dochter gebruikt geen andere medicijnen

Recept
Kopieer dit recept, knip het uit en overhandig het aan de apothekersassistent.

R. Willemen
huisarts
Zwanenkamp 16, 6288 TD Emmen
Tel. 0591-23.44.45

12-07-2008

R/ ibuprofen 200 mg no 20

S. 3dd 1 tab

Mariëtte Poncia
Fazantenlaan 1, Emmen
Geboortedatum: 21-01-1999

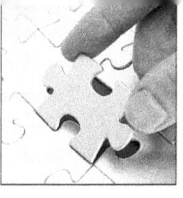

Mariëtte Poncia

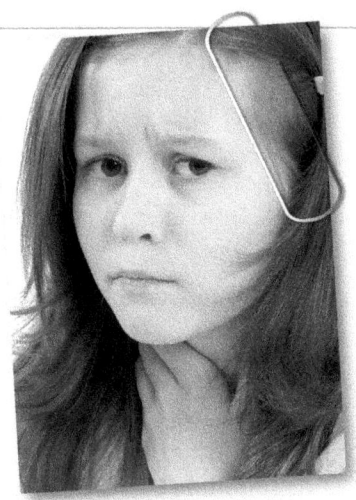

Persoonsgegevens

Naam:	Mariëtte Poncia
Leeftijd:	11 jaar
Geboortedatum:	21-01-1999
Adres:	Fazantenlaan 1, 6277 JJ Emmen
Telefoon:	0591-112269
Burgerservicenummer:	022296652
Verzekering:	Univé
Polisnummer:	224.897.884

Je speelt opnieuw de rol van mevrouw Poncia.
Je bent 3 dagen geleden bij de huisarts geweest met je dochter omdat zij flinke keelpijn had.
Hij schreef toen Ibuprofen voor.
Maar Mariëtte bleef last houden van haar keel.
Het werd alleen maar erger, ze kon met moeite haar mond openen.
De klieren in haar hals zijn flink opgezet.
Vanmorgen stelde de dokter vast dat haar keelamandelen ontstoken zijn.
Omdat een pijnstiller niet meer voldoende is heeft hij een antibioticumkuur voorgeschreven: Broxil.

Geef de volgende informatie alleen als de apothekersassistent er naar vraagt:
- Mariëtte staat bij de apotheek ingeschreven,
- Voor zover je weet is zij niet allergisch voor een bepaald geneesmiddel.

Recept
Kopieer dit recept, knip het uit en overhandig het aan de apothekersassistent.

R. Willemen
huisarts
Zwanenkamp 16, 6288 TD Emmen
Tel. 0591-23.44.45

15-07-2008

R/ broxil 250 mg no 20

S. 3 dd 1 caps

Mariëtte Poncia
Fazantenlaan 1, Emmen
Geboortedatum: 21-01-1999

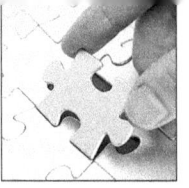

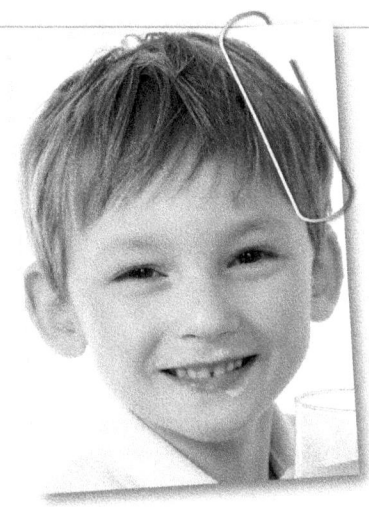

Lukas Debets

Persoonsgegevens

Naam:	Lukas Debets
Leeftijd:	6 jaar
Geboortedatum:	24-03-2004
Adres:	Breestraat 45,
	1488 PZ Naarden
Telefoon:	034-6120173
Burgerservicenummer:	0246718539
Verzekering:	Zilveren Kruis
Polisnummer:	274.333.884

Je bent de moeder van Lukas.
Lukas heeft een vreemde uitslag in zijn mond.
Zijn tong en de binnenkant van de wangen zijn wit
Ook na het drinken blijft het aanwezig.
Het lijkt een beetje doorzichtig.
De huisarts constateerde dat het om spruw gaat.
Deze infectie hangt waarschijnlijk samen met de
antibioticumkuur die Lukas onlangs gekregen heeft.
Om de schimmelinfectie in de mond te laten verdwijnen
heeft hij nystatine voorgeschreven.

Geef de volgende informatie alleen als de apothekersassistent er naar vraagt:
- Lukas is al ruim een week ziek en heeft eerder een antibioticumkuur gekregen.
- Hij heeft geen koorts (36,8°).
- Hij kan gewoon eten en drinken.

Recept
Kopieer dit recept, knip het uit en overhandig het aan de apothekersassistent.

J. van der Krieke
huisarts
JP Coenstraat 16, 2544 FH Naarden
Tel. 035-234.44.55

11-08-2008

R/ nystatine susp. 24 ml

S. 4 dd 1 ml

Lukas Debets
Breestraat 45, Naarden
Geboortedatum: 24-03-2004

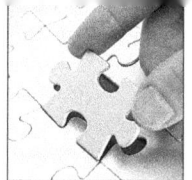

Zelfzorgvragen

2.5 Alarmfactoren bij keelpijn

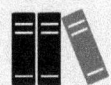 • Merck Manual Medisch Handboek

Klanten gaan met hun stem- of keelklachten vaak eerst naar de apotheek. Soms kan dat omdat de oorzaak niet ernstig is, maar soms ook niet. Een apothekersassistent heeft verstand van geneesmiddelen en de manier waarop deze gebruikt moeten worden, maar is geen arts die diagnoses stelt.

Het is belangrijk om je eigen grenzen te kennen. Wel is het handig als je een aantal *alarmfactoren* kent voor keelpijn en heesheid. Deze symptomen wijzen erop dat er meer aan de hand is en dat het raadzaam is om met de klachten naar de huisarts te gaan.

Vul deze symptomen hieronder in.

Spoed

Dringend

Routine

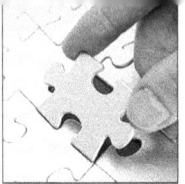

2.6 De zelfzorgvraag verhelderen

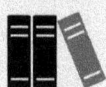

- Basiswerk AG: Voorlichting en advies in de apotheek (ISBN 978 90 313 4864 0)
- Basiswerk AG: Praktijkorganisatie voor apothekersassistenten (ISBN 978 90 313 5442 9)
- Basiswerk AG: Verstrekking en vergoeding (ISBN 978 90 313 5299 9)

- www.agcontext.nl (> video > apothekersassistent > inhoudsopgave > kerntaak 3)
  - advies bij keelpijn > goed voorbeeld afhandelen zelfzorgvraag
  - advies bij keelpijn > slecht voorbeeld afhandelen zelfzorgvraag
- www.kennisbank.knmp.nl
- www.zelfzorg.nl

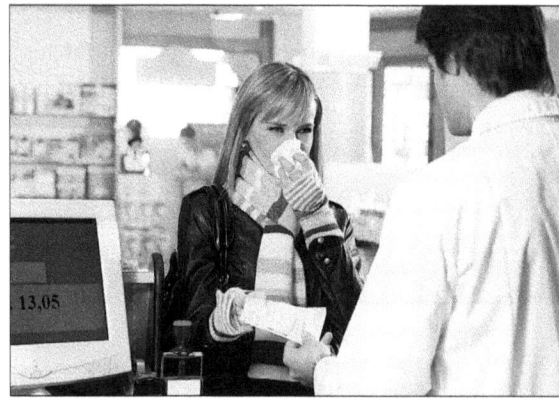

Sommige mensen gaan met hun keelklachten naar de huisarts, andere stappen meteen naar de apotheek. Klanten die zelf op zoek gaan naar een oplossing voor hun klachten, zonder een arts te raadplegen, kunnen twee soorten vragen stellen:

- een productvraag (gesloten vraag)
- een zelfzorgvraag (open vraag)

Geef een voorbeeld van beide typen vragen van een klant met keel- of stemklachten.

Productvraag

Zelfzorgvraag

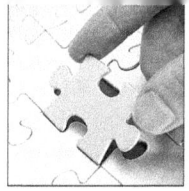

2.7 De WHAM-vragen

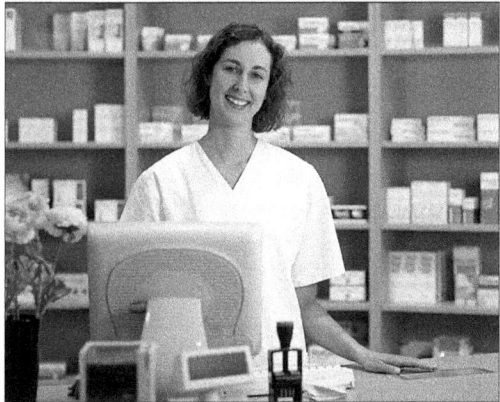

Je kunt een klant alleen goed helpen als je zijn klachten begrijpt. Een goede apothekersassistent zal zich nooit opstellen als een 'gewone' winkelbediende die routinematig een product uit de schappen pakt en afrekent. Ze neemt bij elke vraag de tijd voor een kort gesprek, om zeker te weten:

- Is zelfzorg verantwoord, gezien de aard van de klachten?
- Zo ja: welk middel is dan het meest geschikt voor deze klant?

Bij zo'n intakegesprek gebruik je de WHAM-methode als leidraad:

W: voor WIE is het geneesmiddel bedoeld?
(voor de klant zelf, voor een familielid, enzovoort)

H: HOE LANG treden de klachten al op en hoe uiten ze zich?
(is er reden om naar de huisarts te gaan)

A: heeft de klant al eerder ACTIE ondernomen?
(medicijnen of andere maatregelen)

M: gebruikt de persoon in kwestie andere MEDICIJNEN?
(mogelijke interactie, dubbelmedicatie)

Oefen het verhelderen van een zelfzorgvraag door middel van een rollenspel. Steeds speelt iemand de rol van klant en een ander die van apothekersassistent.
Degene die de rol van klant speelt bereidt zich voor met behulp van de casusbeschrijvingen op de volgende pagina's.

NB: als jij de rol van apothekersassistent speelt, lees de betreffende casusbeschrijving dan niet door. Het is immers de kunst om zelf achter alle relevante informatie te komen door de juiste vragen te stellen.

De rest observeert de drie rollenspellen aan de hand van het observatieformulier op de volgende pagina. Past de apothekersassistent de WHAM-vragen goed toe?

Noteer eventuele aandachtspunten waar je een volgende keer extra op moet letten.

Aandachtspunten voor een volgende keer

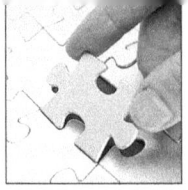

Observatielijst Zelfzorgvraag

Vul per aandachtspunt in:
- goed (+)
- matig (+/-)
- zwak (-)

naam apothekersassistent >			
Begroet de klant op een plezierige manier.			
Controleert voor Wie het geneesmiddel bedoeld is			
Controleert Hoe lang de kwaal al duurt.			
Vraagt welke Actie de klant heeft ondernomen om de klachten te bestrijden.			
Controleert op gebruik van andere Medicijnen.			
Vraagt voldoende door om de klacht helder te krijgen.			
Neemt de juiste beslissing om de vraag verder af te handelen.			
Vraagt naar de voorkeur voor een bepaald product of toedieningsvorm.			
Legt het gebruik van het geneesmiddel duidelijk uit.			
Rekent op de juiste wijze af.			
Registreert welk product uiteindelijk is meegegeven.			
Benadert de klant op een prettige manier.			

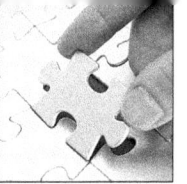

Casussen voor het rollenspel

Je hebt last van je keel.
Je hebt ook een loopneus.
Je komt voor een doosje zuigtabletten.

Geef de volgende informatie alleen als de apothekersassistent er naar vraagt:
- Het merk maakt je niet uit, liefst het goedkoopste.
- Het liefste een middel met citroensmaak.
- Je hebt lichte koorts (37,8°).
- Je bent 40 jaar.
- Je gebruikt geen andere medicijnen.

Je vrouw heeft keelpijn en voelt zich grieperig.
Ze wil een paar dagen in bed blijven.
De huisarts heeft geadviseerd om te spoelen met Ascal.

Geef de volgende informatie alleen als de apothekersassistent er naar vraagt:
- Je wilt per se dit merk, ook al is een ander merk misschien goedkoper.
- Je vrouw is 36 jaar.
- Ze is niet allergisch voor bepaalde medicijnen.

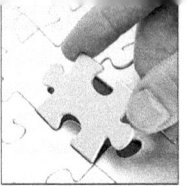

Je bent al bijna twee maanden hees en hebt last van je keel.
Je zingt elke week in een zangkoor, maar dat gaat nu niet meer.
Je wilt graag een middel met een verzachtende werking, zodat je weer zo snel mogelijk kunt zingen.
Volgende week heeft jouw zangkoor namelijk een uitvoering en die wil je niet missen!

Geef de volgende informatie alleen als de apothekersassistent er naar vraagt:
- Je wilt het sterkste middel dat verkrijgbaar is.
- Het merk maakt je niet uit, liefst het goedkoopste.
- Je gebruikt geen andere medicijnen.
- Je bent 70 jaar.

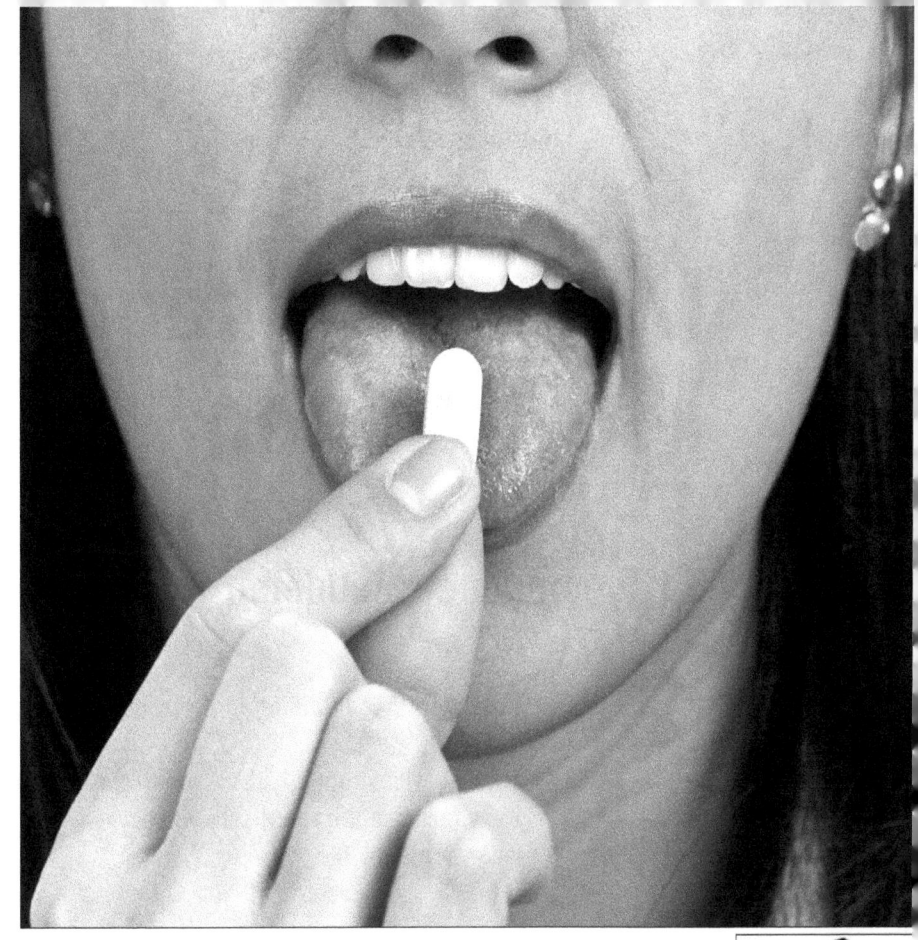

hoofdstuk 3
Geneesmiddelen

Met behulp van geneesmiddelen kunnen keelpijn en de achterliggende oorzaken bestreden worden. Een apothekersassistent hoeft niet precies te weten wanneer welk geneesmiddel wordt voorgeschreven. Maar wel hoe die geneesmiddelen werken, wat mogelijke bijwerkingen zijn en hoe de klant ze wel en niet moet gebruiken. Alleen dan kun je hem goed advies geven.

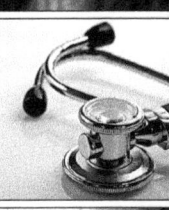
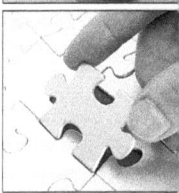
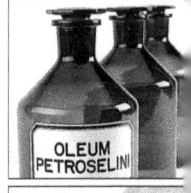
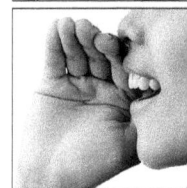
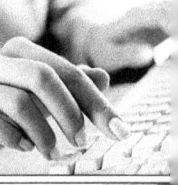
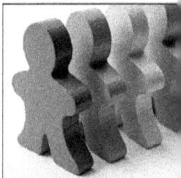
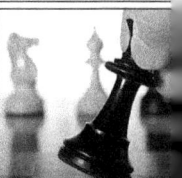

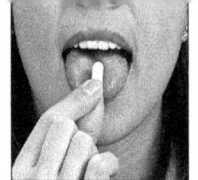

Medicijnen tegen keelklachten

3.1 Typen geneesmiddelen

 • Basiswerk AG: Inleiding in de farmacotherapie (ISBN 978 90 313 6216 5)

• www.serviceapotheek.nl (> medische informatie > geneesmiddelen van A tot Z)
• www.farmacotherapeutischkompas.nl
• www.apotheek.nl

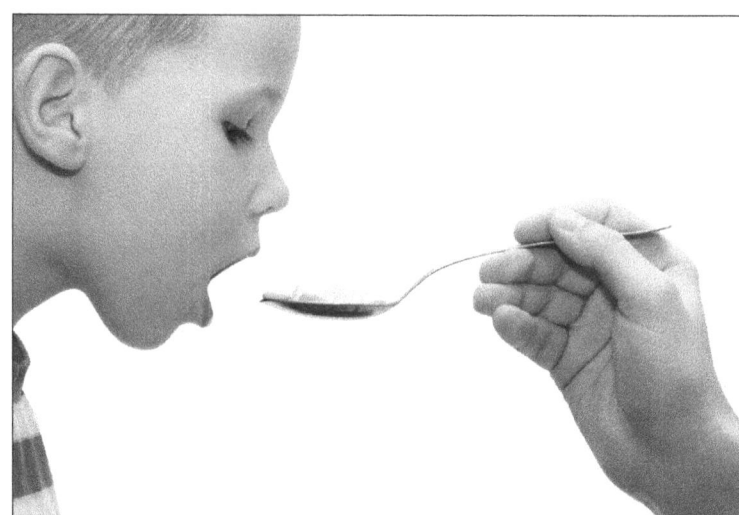

Geneesmiddelen tegen keelklachten kunnen verschillende functies hebben:
- ontsmettend
- infectie bestrijdend
- verzachtend
- pijnstillend

In het schema op de volgende pagina's worden per categorie een aantal geneesmiddelen genoemd. Zoek per geneesmiddel op:

- werkzame stof
- toedieningsvorm (pil, drank, enzovoort)
- essentie van de werking
- indicaties om het middel voor te schrijven
- bijwerkingen
- contra-indicaties

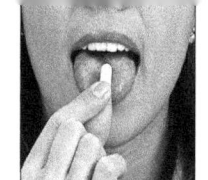

Werkzame stof	Toedieningsvorm	Werking	Indicaties	Bijwerkingen	Contra-indicaties
Mondholte ontsmetten					
Corsodyl					
Bocasan					
Waterstofperoxide					
Pijnstillers					
Ascal					

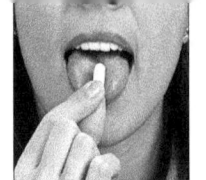

Werkzame stof	Toedieningsvorm	Werking	Indicaties	Bijwerkingen	Contra-indicaties
Augmentin					
Clamoxyl					
Doxycyxline					

Infectie bestrijden

Geneesmiddelen

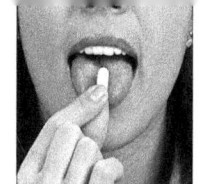

Verzachten	Werkzame stof	Toedieningsvorm	Werking	Indicaties	Bijwerkingen	Contra-indicaties
Strepsil						
Hibitane						
Trachitol						

Geneesmiddelen

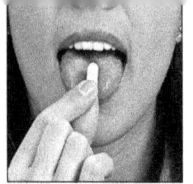

3.2 Apothekerstermen

 • Basiswerk AG: Inleiding in de farmacotherapie (ISBN 978 90 313 6216 5)

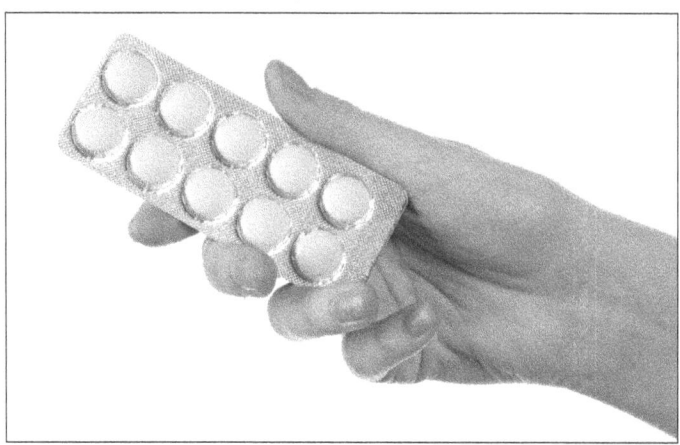

Zoek de betekenis op van onderstaande termen. Geef bij elke term een voorbeeld.

Term	Betekenis	Voorbeeld
Placebo		
Overgevoeligheid		
Toxiciteit		
Therapietrouw		

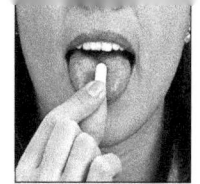

Term	Betekenis	Voorbeeld
Medicatiebewaking		
Gewenning		
Intolerantie		
Verslaving		
Misbruik		

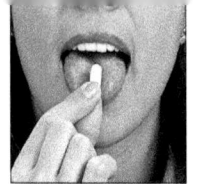

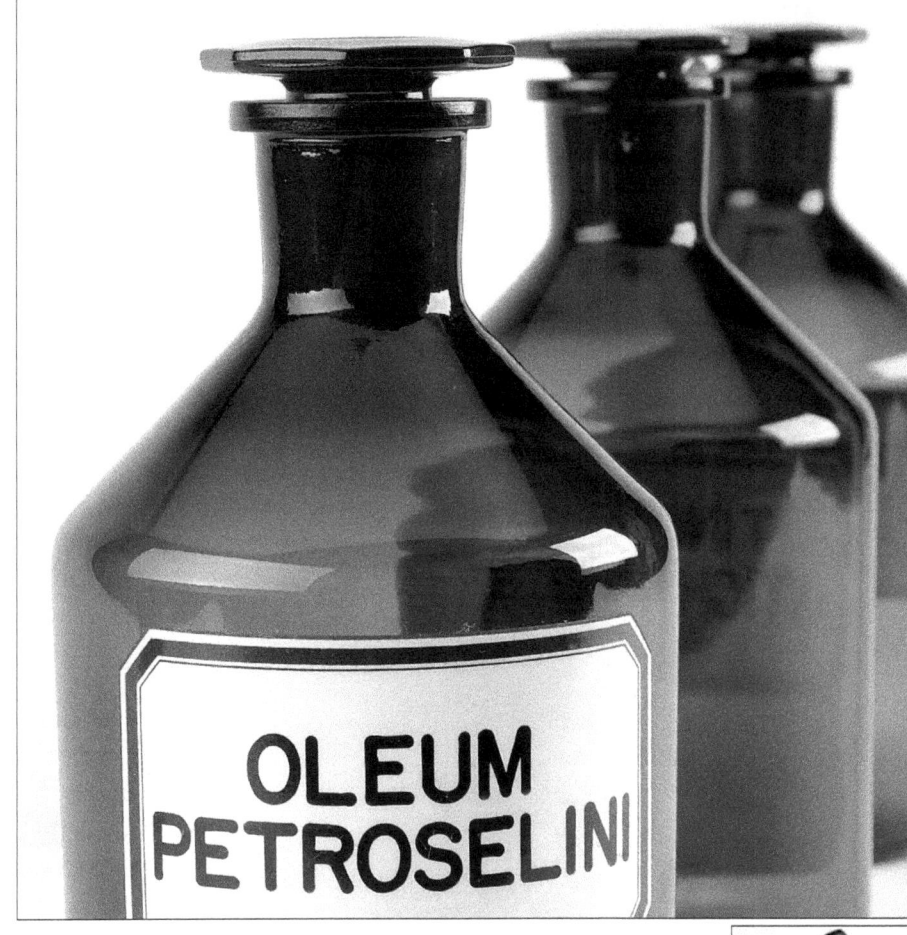

hoofdstuk 4
• Bereiden

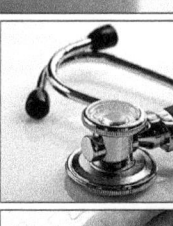
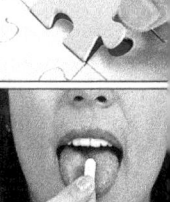
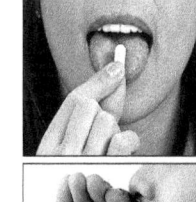
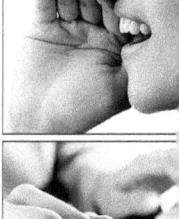
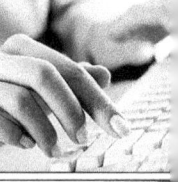
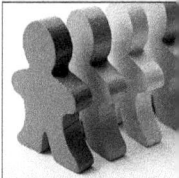

Veel geneesmiddelen komen kant-en-klaar van de leverancier. Soms moeten deze voor de klant nog in specifieke hoeveelheden of combinaties samengesteld worden. Bepaalde geneesmiddelen maakt de apotheek zelf, Met behulp van basismengsels. Een ervaren apothekersassistent kan geneesmiddelen op maat bereiden.

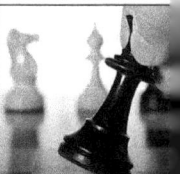

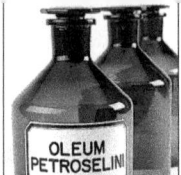

4.1 Rekenen

- Basiswerk AG: Bereiden in de apotheek (ISBN 978 90 313 5142 8)

- www.agcontext.nl (> toets jezelf > apothekersassistenten > rekenopdrachten)

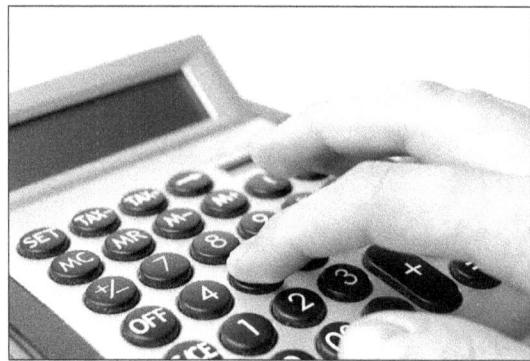

Bij het bereiden van geneesmiddelen moeten alle ingrediënten nauwkeurig in de juiste hoeveelheid worden afgemeten of afgewogen. Daarom moet een apothekersassistent goed kunnen rekenen en weten in welke eenheden hoeveelheden, verhoudingen en concentraties worden uitgedrukt.

Oplossingen

Een hoeveelheid werkzame stof in een bereiding wordt meestal in procenten aangegeven. Welke aanduiding gebruikt wordt hangt af van het type stoffen dat gemengd wordt.

Leg uit wat de volgende aanduidingen betekenen:

	Betekenis
g/v%	
v/v%	
g/g%	

Bereken het percentage en gebruik de juiste aanduiding (g/v%, g/g%, v/v%).

35 gram zout op 175 ml water	
105 mg natrium op 10 ml water	
13 ml suikerstroop op 75 ml water	

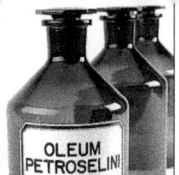

Een oplossing is 78,3 g/v%. Hoeveel gram stof zit er in 2,5 liter water?	

Melk bevat 0,1 g/v% vet. Hoeveel vet zit er in 57 flessen melk van 500 ml?	

Een ontsmettende vloeistof bevat 0,15 v/v% ontsmettingsmiddel. Hoeveel ml ontsmettingsmiddel zit er in 850 ml?	

Aan 50 g poedermengsel worden 10 druppels smaakcorrigens gevoegd. De sterkte van het smaakcorrigens is 0,5 g/g%. Het gewicht van één druppel is 50 mg. Hoeveel mg smaakcorrigens bevat dit poedermengsel?	

Ad en Aa

De term ad geeft de totale hoeveelheid geneesmiddel aan die bereid moet worden. Aa betekent: dezelfde hoeveelheid van elk ingrediënt.

Wat moet er bij onderstaande recepten bereid worden?

Acidum salicylicum Acidum benzoicum aa 2% Ung zinci oxidum ad 45 gram			totaalgewicht	
			hoeveelheid acidum salicylicum	
			hoeveelheid acidum benzoicum	

Acidum salicylicum Acidum benzoicum aa 0,5% Ung zinci oxidum ad 20 gram			totaalgewicht	
			hoeveelheid acidum salicylicum	
			hoeveelheid acidum benzoicum	

Acidum salicylicum Acidum benzoicum aa 5% Ung zinci oxidum ad 75 gram			totaalgewicht	
			hoeveelheid acidum salicylicum	
			hoeveelheid acidum benzoicum	

Acidum salicylicum Acidum benzoicum aa 6,5% Ung zinci oxidum ad 50 gram			totaalgewicht	
			hoeveelheid acidum salicylicum	
			hoeveelheid acidum benzoicum	

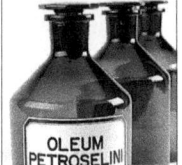

Internationale Eenheden (I.E.)

Hoeveelheden kunnen uitgedrukt worden in g (of mg), maar ook I.E. Leg uit wat dit betekent.

Bekijk het volgende voorschrift voor vitamine D druppels:

Cholecalciferol densatum oleosum 2.000.000 IE/g	2,5 g
Acidum citricum monohydricum	240 mg
Anisi aetheroleum	10 gtt (220 mg)
Kalii sorbas	300 mg
Polysorbatum 80	12,5 g
Sirupus simplex	12,5 g
Aqua purificata	75,7 g
	104 g (100 ml)

Bereken hoeveel milliliter van deze druppels een persoon moet innemen die:

	Aantal ml
dagelijks 100 IE vitamine D nodig heeft	
dagelijks 550 IE vitamine D nodig heeft	
dagelijks 25.000 IE vitamine D nodig heeft	

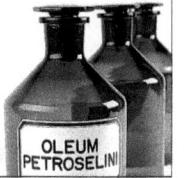

Bereiden

4.2 Gorgeldrank

 • Basiswerk AG: Bereiden in de apotheek (ISBN 978 90 313 5142 8)

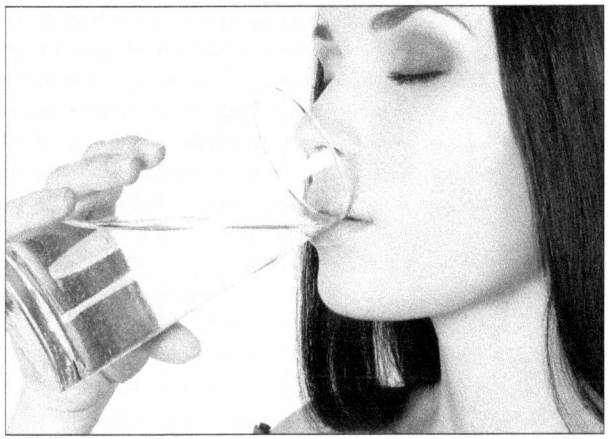

Een gorgeldrank bevordert de doorbloeding van de keelspieren en bevochtigt de keel. Het is daardoor vaak een afdoend middel tegen keelpijn.

Zoek het bereidingsvoorschift en bijbehorend bereidingsprotocol op en bereid onderstaand recept.

Maak een bijpassend etiket met informatie over de uiterste gebruiksdatum en lever het middel af, met etiket en een FNA-bijsluiter.

Schrijf na afloop een kort verslag. Beschrijf daarin:

- welke ingrediënten heb je gebruikt?
- welke materialen heb je gebruikt bij de bereiding?
- welke handelingen heb je verricht?
- hoe verliep de controle door de docent?
- eventuele aandachtspunten voor een volgende keer.

Huisartsenpraktijk Planetenhof
J.J.M. Reijngoudt, huisarts
Orionlaan 22, 2566 FT Vught

11-03-2010

Magistraal

R/ zinkchloridealuin gorgeldrank FNA
   da 500 ml

S. 4 maal daags gorgelen met 20-30 ml

Mw. El Morabet
Van Beekstraat 88
2571 TG Vught

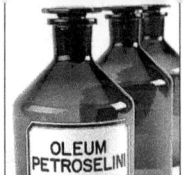

4.3 Lidocaïne

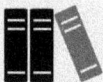
• Basiswerk AG: Bereiden in de apotheek (ISBN 978 90 313 5142 8)

Lidocaïne wordt gebruikt bij pijn in de mondholte of slokdarm. Het heeft tevens een pijnstillend effect bij het doorkomen van tanden bij jonge kinderen.

Zoek het bereidingsvoorschift en het bijbehorend bereidingsprotocol op en bereid onderstaand recept.

F. de Jonge, huisarts
Kerkstraat 71, 4581 GK, Otterloo

21-05-2010

Magistraal

R/ lidocainehydrochloride orale gel 20 mg/ml FNA
da 20 ml

S. zo nodig bij pijn aanbrengen

B. van Santen
Schelpenpad 27, 4599 PD Otterloo

Maak een bijpassend etiket met informatie over de uiterste gebruiksdatum en lever het middel af, met etiket en een FNA-bijsluiter.

Schrijf na afloop een kort verslag. Beschrijf daarin:

- welke ingrediënten heb je gebruikt?
- welke materialen heb je gebruikt bij de bereiding?
- welke handelingen heb je verricht?
- hoe verliep de controle door de docent?
- eventuele aandachtspunten voor een volgende keer.

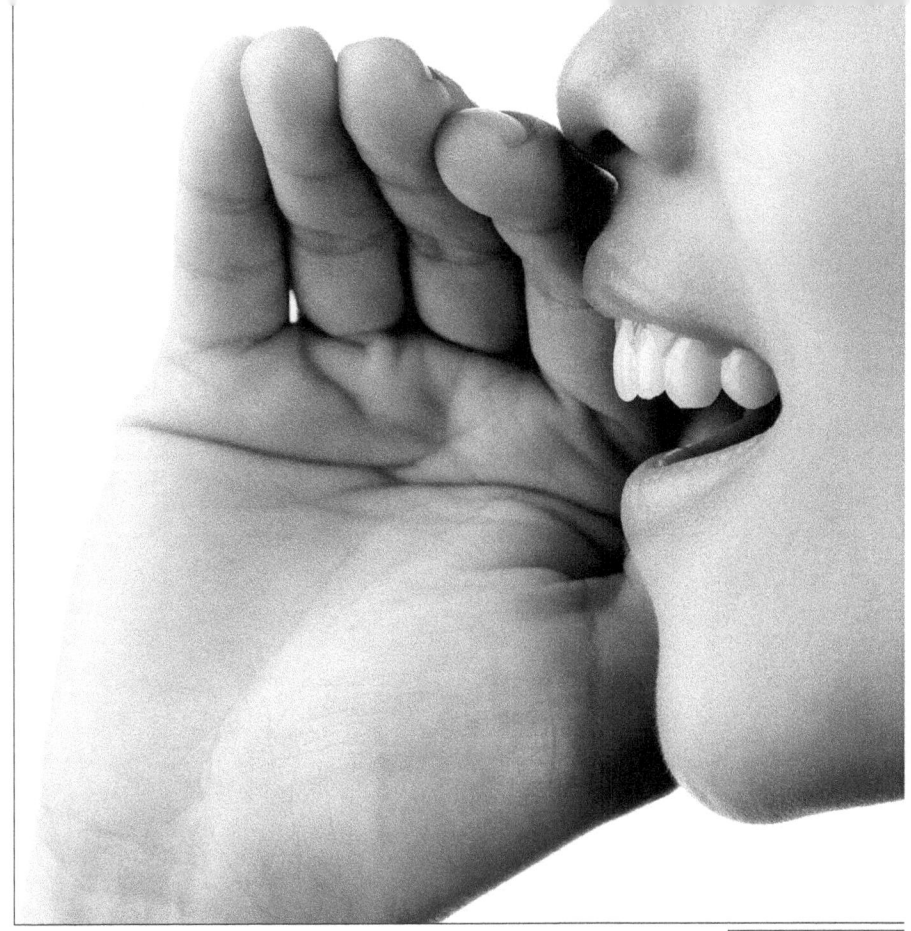
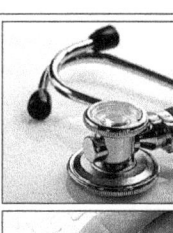
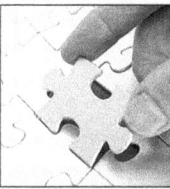
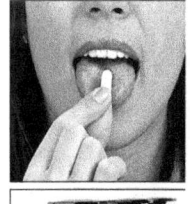
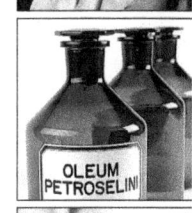
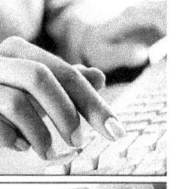
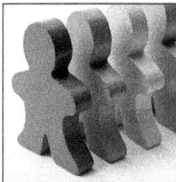
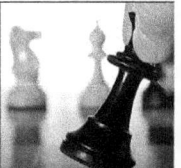

hoofdstuk 5

Voorlichting en advies

Klanten verwachten een goed advies van de apothekersassistent. Voor het geven van advies en voorlichting heb je meer nodig dan vakkennis alleen. Je moet ook weten hoe je de boodschap zó kunt brengen dat de klant hem begrijpt, er open voor staat en ook echt iets met gegeven de informatie kan.

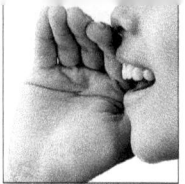

5.1 Instructies geven

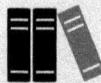
- Basiswerk AG: Inleiding in de farmacotherapie (ISBN 978 90 313 6216 5)
- U-I cd-rom VI folders (Stichting Uitgifte Informatie)

- www.slsweb.nl
- www.kennisbank.knmp.nl
- www.apotheek.nl

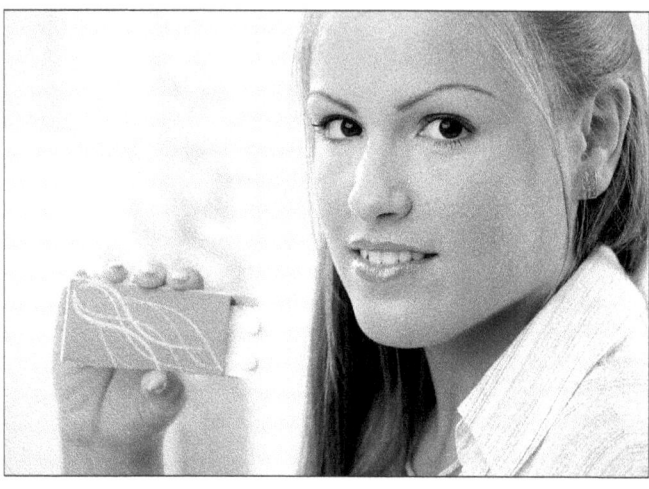

Duidelijke instructies geven over de manier waarop de verstrekte medicijnen wel en niet gebruikt moeten worden is een belangrijke taak van de apothekersassistent.

Vorm een drietal. Telkens speelt één van jullie de rol van de klant en één die van apothekersassistent. De derde persoon is de observator.
Kies een van onderstaande recepten

R/ Ascal 600 mgm no XX

S. zn 1 pulv oplossen in water gorgelen en doorslikken
max 4 dd 1p

R/ Susp. Amoxicilline 25 mg/ml

S. da 1 flacon s.tff 5ml ged. 5 dagen

R/ Corsodyl 200ml

S. 4dd 10 ml mondspoeling

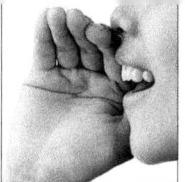

**Zoek informatie over dat geneesmiddel op in bovenstaande bronnen.
Denk daarbij aan de 7 W's:**

Wie: Voor wie is het geneesmiddel bedoeld?

Wat: Wat weet u al over het geneesmiddel?

Waarvoor: Waarvoor krijgt u het geneesmiddel?

Werking: Het geneesmiddel werkt als volgt: ...

Wellicht: U kunt wellicht de volgende bijwerkingen verwachten: ...

Wanneer: U dient het geneesmiddel op de volgende tijdstippen te gebruiken: ...

Waarmee: U kunt het geneesmiddel innemen met ...

De observator observeert het gesprek aan de hand van het observatieformulier op de volgende pagina.

Bespreek de oefening na afloop van elk gesprek na: was de instructie duidelijk en volledig? Noteer eventuele aandachtspunten waar je de volgende keer extra op moet letten.

Aandachtspunten voor een volgende keer

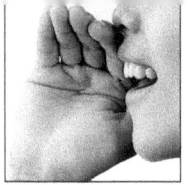

Observatielijst Instructies geneesmiddelengebruik

Vul voor elk aandachtspunt in:
- goed (+)
- matig (+/-)
- zwak (-)

naam apothekersassistent >			
Vraagt voor **W**ie het geneesmiddel bedoeld is.			
Vraagt **W**at de klant al weet over het geneesmiddel.			
Vraagt **W**aarvoor het geneesmiddel is voorgeschreven.			
Legt **W**erking van het geneesmiddel uit.			
Noemt bijwerkingen die **W**ellicht optreden.			
Legt uit **W**anneer het middel gebruikt moet worden.			
Legt uit **W**aarmee het middel moet worden gebruikt.			

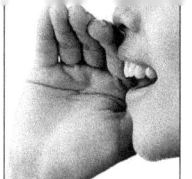

Voorlichting geven

5.2 Persoonlijk advies

- Basiswerk AG: Voorlichting en advies in de apotheek (ISBN 978 90 313 4864 0)
- Basiswerk AG: Inleiding in de farmacotherapie (ISBN 978 90 313 6216 5)

- www.gezondheidsplein.nl
- www.ziekenhuis.nl
- www.slsweb.nl
- www.agcontext.nl (> databank > NHG patiëntenfolders en: NHG patiëntenbrieven)
- www.apotheek.nl
- www.serviceapotheek.nl
- www.kennisbank.knmp

Een apothekersassistent geeft niet alleen voorlichting over de verstrekte geneesmiddelen of hulpmiddelen, maar vaak ook over de achterliggende aandoening.

Vorm een drietal en oefen het geven van voorlichting door middel van rollenspellen. Steeds is iemand anders apothekersassistent, klant en observator.
Het gaat om de volgende klanten:

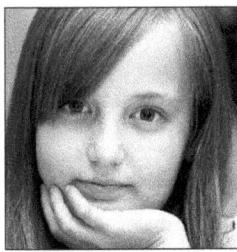

Thelma Cantelaar (8) heeft pseudo-kroep.

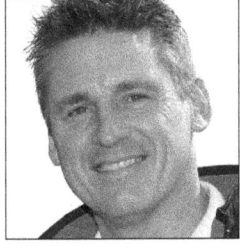

Jack de Groot (33) heeft tonsilitis.

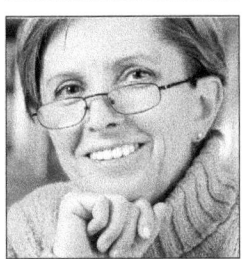

Mevrouw Pieters (52) heeft knobbels op haar stembanden.

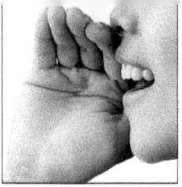

Verdeel de rollen en noteer de rolverdeling in onderstaande tabel.

	rol klant	rol apothekersassistent	rol observator
Thelma Cantelaar			
Jack de Groot			
Mevrouw Pieters			

Degene die de klant speelt bedenkt een paar vragen die hij of zij zelf zou hebben. De apothekersassistent leest zich in met behulp van de beschikbare patiëntenfolders en zoekt zo nodig aanvullende informatie op internet.
De observator beoordeelt het gesprek aan de hand van de observatielijst op de volgende pagina.

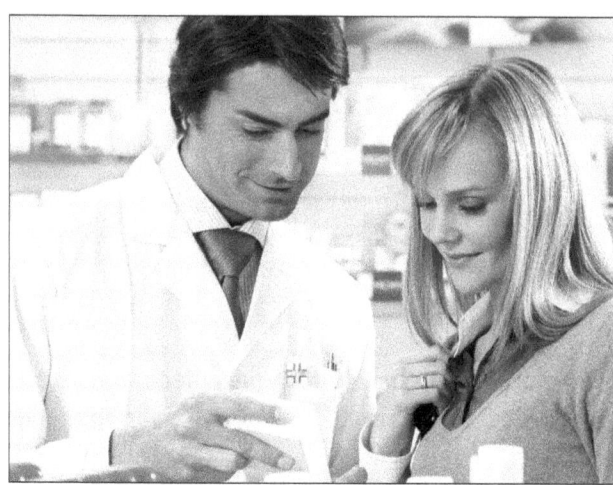

Bespreek elk rollenspel gezamenlijk na.
Noteer eventuele aandachtspunten waar je een volgende keer extra op moet letten.

Aandachtspunten voor een volgende keer

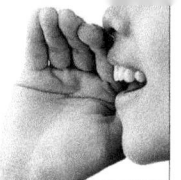

Observatielijst Voorlichting geven

Vul per aandachtspunt in:
- goed (+)
- matig (+/-)
- zwak (-)

naam apothekersassistent >			
Voorlichter was goed te verstaan.			
Het verhaal zat logisch in elkaar.			
Er werden hulpmiddelen gebruikt ter verduidelijking (plaatjes, modellen, enz.).			
Voorlichter vermeed onnodige vaktermen.			
Er ging veel aandacht naar de klant.			
Klant werd uitgenodigd om vragen te stellen.			
Voorlichter controleerde actief of het verhaal begrepen werd.			
Voorlichter kwam deskundig over.			
Voorlichter kwam prettig over.			
Na afloop wist de klant alles wat hij weten moest.			

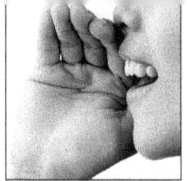

Omgaan met cultuurverschillen

5.3 Autochtoon en allochtoon

 • Basiswerk AG: Assistent en maatschappij (ISBN 978 90 313 5196 1)

 • nl.wikipedia.org (> bevolking van Nederland)

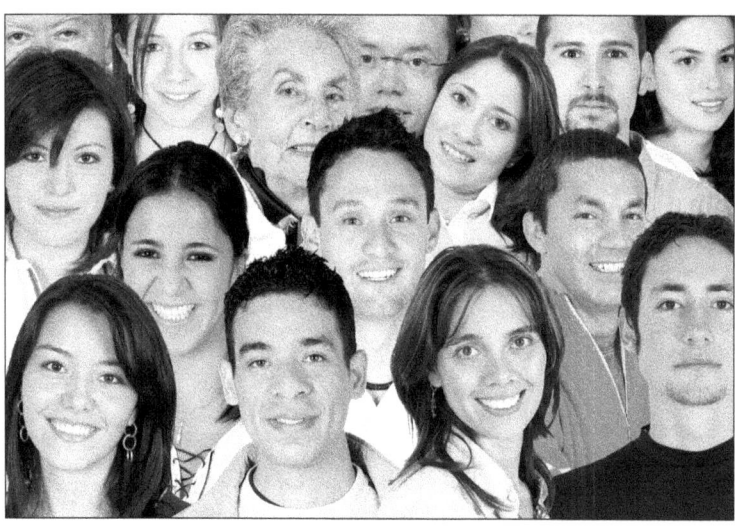

Elke cultuur kent zijn eigen normen voor de manier waarop mensen met elkaar omgaan. En ook eigen opvattingen over gezondheid en behandeling. Hoe zit het eigenlijk met de 'multiculturele samenleving'?

De term 'allochtoon' wordt vaak geassocieerd met mensen uit niet-westerse landen. Maar ook mensen uit westerse landen kunnen allochtoon zijn. De officiële definitie van allochtoon luidt namelijk:

Een allochtoon is iemand van wie ten minste één ouder in het buitenland geboren is.

Dit betekent dat zelfs koningin Beatrix allochtoon is: haar vader (Prins Bernhard) was immers een Duitser. Hetzelfde geldt voor de dochters van kroonprins Willem Alexander die een Argentijnse moeder hebben.

Mensen die zelf buiten Nederland geboren zijn behoren tot de *eerste generatie allochtonen*.
Mensen wiens ouders uit het buitenland komen maar die zelf wel in Nederland geboren zijn behoren tot de *tweede generatie allochtonen*.
Een *derde generatie allochtoon* bestaat niet: als je ouders allebei in Nederland geboren zijn ben je gewoon een autochtone Nederlander, ook al kwam je opa of oma misschien van de andere kant van de wereld.

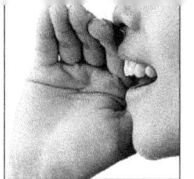

Er wordt onderscheid gemaakt tussen westerse en niet-westerse allochtonen.
Zoek op www.wikipedia.nl op uit welke landen de meeste allochtonen afkomstig zijn.

Herkomst westerse allochtonen	Herkomst niet-westerse allochtonen

Volgens sommige politici dreigen de allochtonen de oorspronkelijke Nederlanders in aantal te overstijgen. Klopt dat?
Zoek op hoe de zaken er in 2007 voor stonden en wat de verwachtingen zijn ten aanzien van het aantal allochtonen in Nederland in 2050. Zijn de allochtonen dan inderdaad in de meerderheid?

	2007	2050
Aantal allochtone Nederlanders		
Aantal westerse allochtonen in Nederland		
Aantal niet-westerse allochtonen in Nederland		

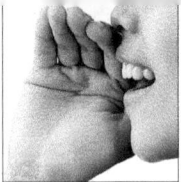

5.4 Typisch Hollands?

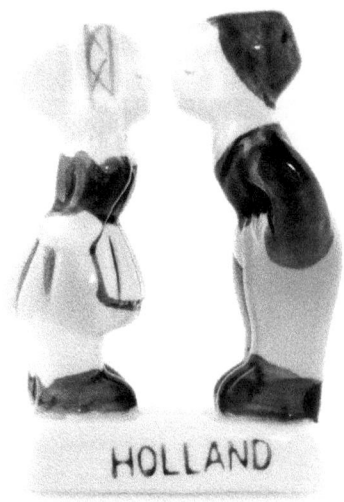

Bij discussies over het vreemdelingenbeleid wordt steevast verwezen naar 'de Nederlandse cultuur'.
Hiermee wordt de cultuur bedoeld die hier oorspronkelijk was, voordat hier veel mensen uit het buitenland kwamen wonen.

Vorm een viertal en bedenk een paar voorbeelden die karakteristiek zijn voor de Nederlandse cultuur. Wees zo concreet mogelijk: schrijf geen algemene kenmerken op maar dingen die een 'echte' Nederlander volgens jullie doet of zegt (of juist nooit zal doen of zeggen).

Typisch Hollands

Ga voor elk punt na:
a. Geldt dit voor *alle* autochtone Nederlanders die jij kent?
b. Klopt het dat een allochtoon dit soort dingen *nooit* zal doen of *nooit* zal zeggen?

Markeer de voorbeelden waarbij je beide vragen met JA hebt beantwoord met een markeerstift. Trek tot slot een conclusie: bestaat er volgens jullie zoiets als DE Nederlandse cultuur?

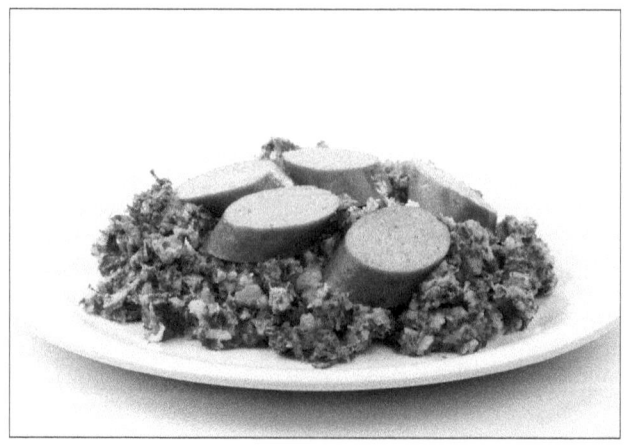

Voorlichting en advies

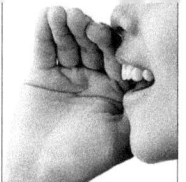

5.5 Cultuur en omgangsvormen

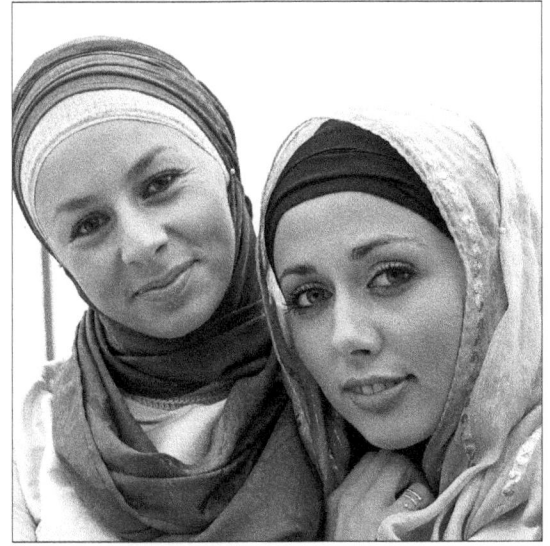

Ook jij zult later als apothekersassistent met cultuurverschillen in aanraking komen. Een belangrijk aspect van een cultuur zijn de regels over hoe mensen met elkaar om horen te gaan. Wat in de ene cultuur heel gewoon is, kan in een andere cultuur ongepast of zelfs verboden zijn.

Bedenk in een drietal een aantal situaties waarbij de opvattingen en gewoontes van de klant niet stroken met je eigen opvattingen en gewoontes. Neem eerst allochtone klanten in gedachten. Herhaal daarna dezelfde opdracht nog eens, maar denk nu aan autochtone Nederlandse klanten.

Omgangsvormen waarover allochtone klanten anders denken dan ik:

Omgangsvormen waarover autochtone klanten anders denken dan ik:

Is het moeilijker om verschillen in omgangsvormen bij allochtone klanten op te lossen dan de verschillen bij allochtone Nederlandse klanten?

Hoe zou jij als apothekersassistent met onderstaande situaties omgaan?

1. De Marokkaanse meneer Elmansori vindt het ongepast om jou, een onbekende vrouw, de hand te schudden.

2. De Chinese mevrouw Chiang vindt dat je alleen natuurlijke producten moet gebruiken.

3. De streng gereformeerde meneer Boersma beschouwt ziekte als een straf van God.

4. De Iraanse mevrouw Yansiny is analfabeet en spreekt amper Nederlands.

5. De Amerikaanse Jeff Thomson ziet zichzelf als klant en de huisarts als leverancier. Dus eist hij maximale service.

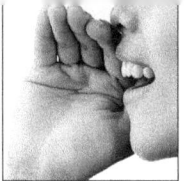

5.5 Discussie

 • www.duurzaamzeeland.nl (> thema's > cultuur en samenleving + multiculturele samenleving)

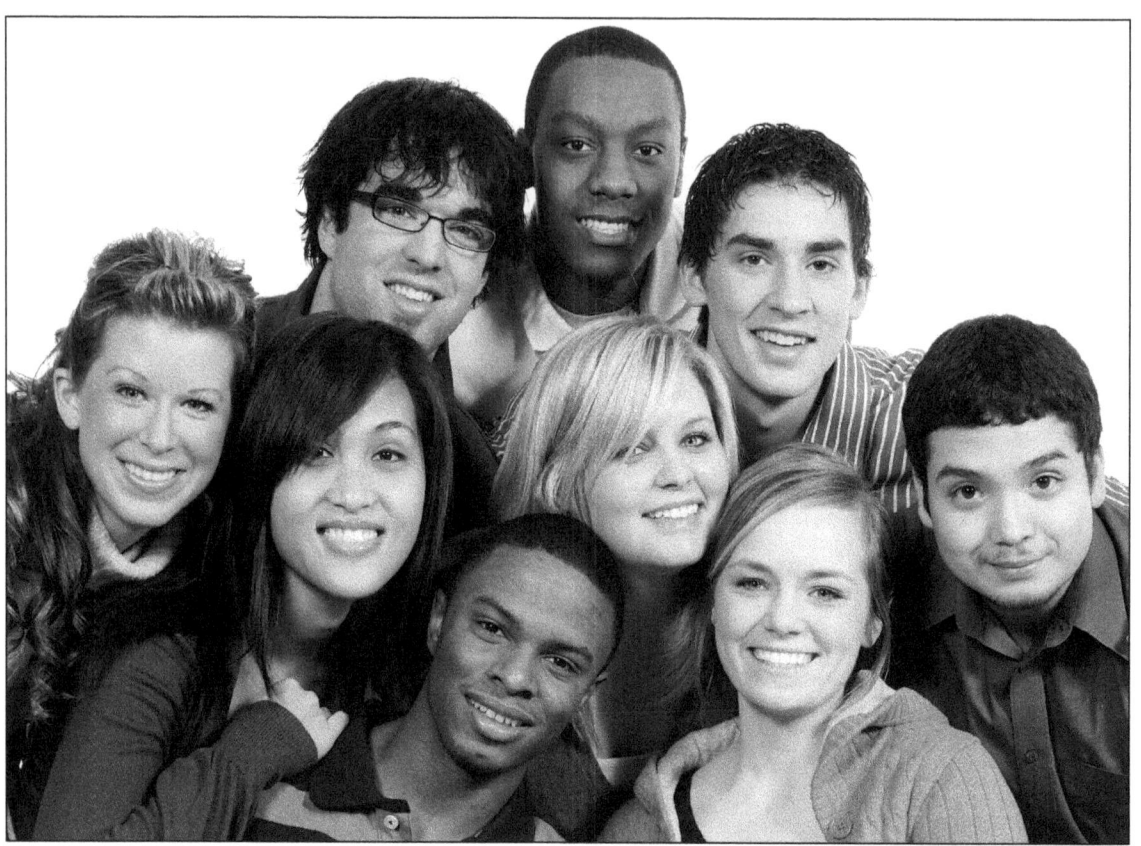

Lees bovengenoemd artikel.
Vul eerst voor jezelf onderstaande vragen in.
Vergelijk je antwoorden in een groepje.

De toename van het aantal verschillende culturen in Nederland:

| vormt een bedreiging voor de Nederlandse samenleving | O—O—O—O—O | is een verrijking voor de Nederlandse samenleving |

| heeft een positieve invloed op mijn leven en mijn leefomgeving | O—O—O—O—O | heeft een negatieve invloed op mijn leven en mijn leefomgeving |

| maakt het beroep van apothekersassistent boeiender | O—O—O—O—O | maakt het beroep van apothekersassistent moeilijker |

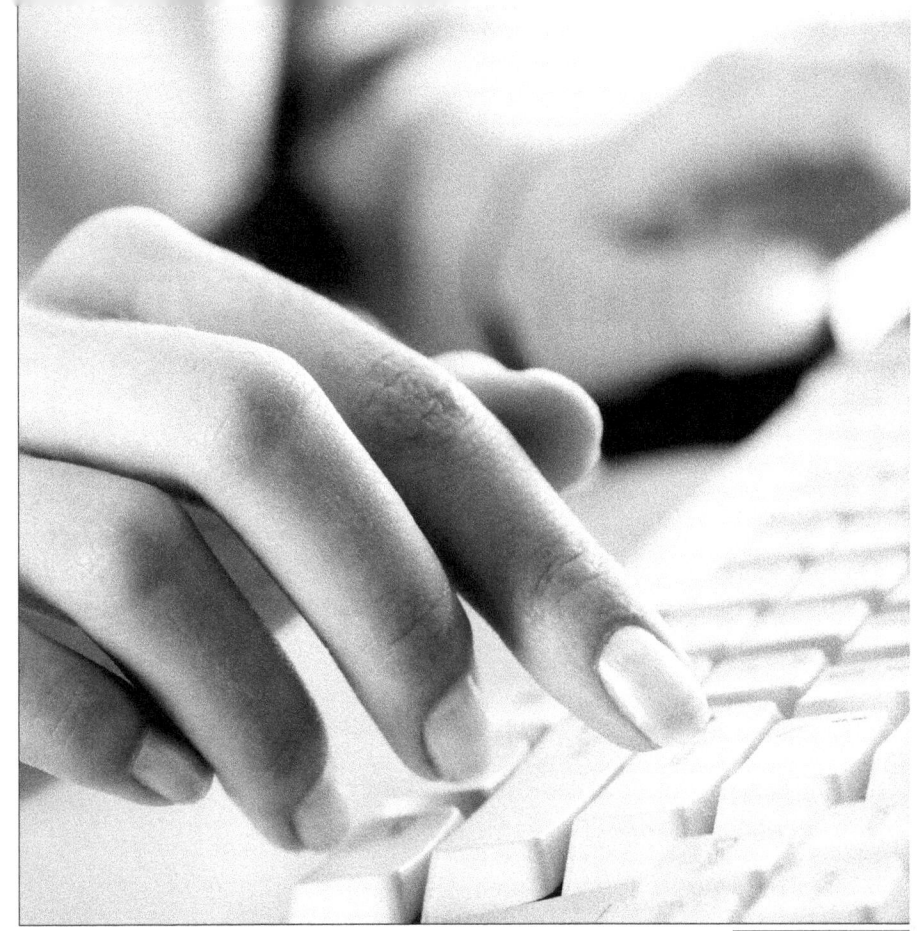

hoofdstuk 6
Administratieve taken

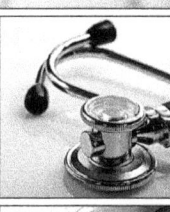
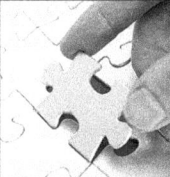
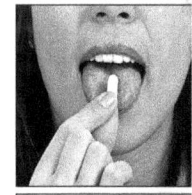
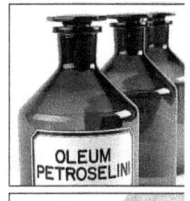
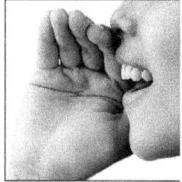
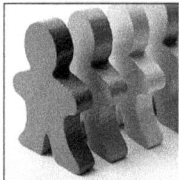
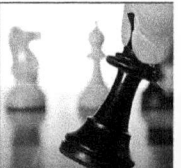

Een apothekersassistent is niet alleen bezig met het verstrekken van geneesmiddelen aan klanten, er moeten elke dag ook de nodige administratieve taken verricht worden.
Het Apotheek Informatie Systeem bijwerken, bestellingen plaatsen, brieven en mails sturen naar leveranciers of collega's, enzovoort.

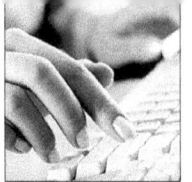

Apotheek Informatie Systeem

6.1. Gegevens invoeren

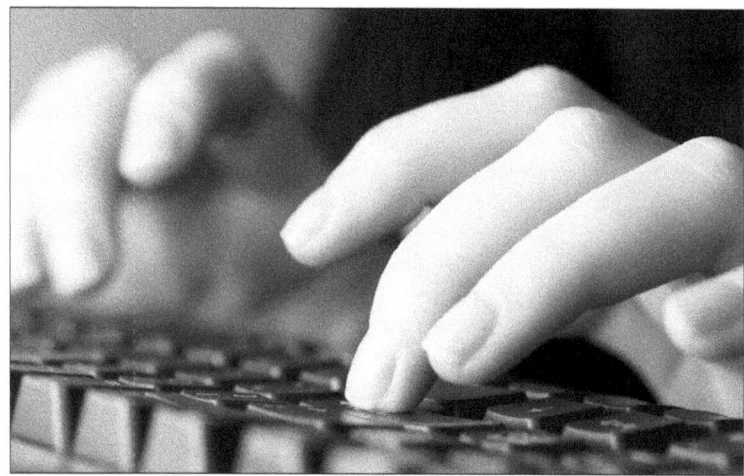

Alle informatie over klanten en de aan hen verstrekte medicijnen wordt ingevoerd in het Apotheek Informatie Systeem (AIS).

Voer onderstaande recepten in de computer in.

R. Willemen
huisarts
Zwanenkamp 16, 6288 TD Emmen
Tel. 0591-23 44 45

12-07-2008

R/ ibuprofen 200 mg no 20

S. 3dd 1 tab

Mariëtte Poncia
Fazantenlaan 1, Emmen
Geboortedatum: 21-01-1999

Overige gegevens
Telefoon: 0591-11 22 69
Burgerservicenummer: 022296652
Verzekering: Univé
Polisnummer: 224.897.884

J. van der Krieke
huisarts
JP Coenstraat 16, 2544 FH Naarden
Tel. 035-234 44 55

11-08-2008

R/ nystatine susp. 24 ml

S. 4 dd 1 ml

Lukas Debets
Breestraat 45, Naarden
Geboortedatum: 24-03-2004

Overige gegevens
Telefoon: 035-612 01 27
Burgerservicenummer: 0246718539
Verzekering: Zilveren Kruis
Polisnummer: 274.333.884

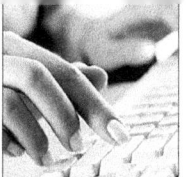

Voorraadbeheer

6.2 Medicijnen logisch indelen

- Basiswerk AG: Voorraadbeheer en logistiek (ISBN 978 90 313 4635 7)
- Basiswerk AG: Praktijkorganisatie voor apothekersassistenten (ISBN 978 90 313 5442 9)

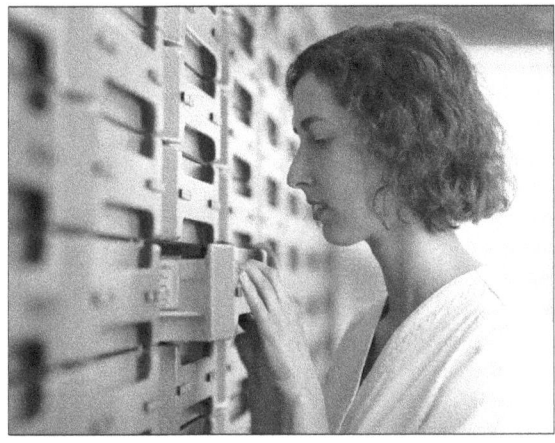

In de apotheek bevinden zich allerlei soorten geneesmiddelen en andere medische artikelen. Van elk product zijn vaak verschillende varianten verkrijgbaar. Verschillende toedieningsvormen en doseringen, kleine en grote verpakkingen, verschillende merken, enzovoort. Al deze artikelen moeten overzichtelijk opgeborgen worden, zodat elk product snel te vinden is. Dat begint met een logische indeling van de producten.

Geneesmiddelen zijn onder meer in te delen in:
- spécialites
- generieke geneesmiddelen
- magistrale bereidingen
- OTC ('over the counter') geneesmiddelen

Zoek op wat deze begrippen betekenen.

Spécialites

Generiek geneesmiddel

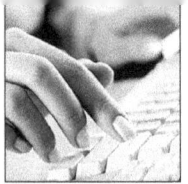

Magistrale bereiding

OTC producten

De overheid wil dat er zoveel mogelijk *generieke* medicijnen worden verstrekt. Waarom?

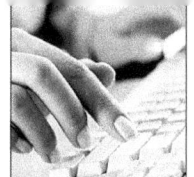

6.3 Voorraaddiepte en voorraadbreedte

Om overzicht te krijgen van wat er in de apotheek aanwezig is, moeten alle artikelen op een handige manier gegroepeerd worden. Maar wat is handig? Je kunt ze op alfabet zetten, indelen naar toedieningsvorm, type geneesmiddel (pijnstillers, enz.).

In de apotheek worden de volgende termen gebruikt:

- product   één bepaald geneesmiddel (bijv: paracetamol)
- voorraaddiepte: de verschillende variaties die van dat geneesmiddel in huis zijn
                     (bijv. dosering 250 en 500 mg)
- productgroep: alle geneesmiddelen die een overeenkomstige werking hebben
                     (bijv: alle pijnstillers)
- voorraadbreedte: het aantal verschillende geneesmiddelen binnen één productgroep

Stel dat in de apotheek de volgende geneesmiddelen verkrijgbaar zijn:

- paracetamol: tabletten van 250 en 500 mg, zetpillen van 120, 240, 500 en 1000 mg
- acetylsalicylzuur: tabletten van 80 en 500 mg, poeders van 100 en 300 mg
- ibuprofen: tabletten van 200, 400 en 500 mg, sachets van 800 g, zetpillen van 500 mg

Wat is de voorraaddiepte van deze typen medicijnen?

Paracetamol   [   ]

Acetylsalicylzuur   [   ]

Ibuprofen   [   ]

De voorraadbreedte van de hele productgroep Analgetica (pijnstillers) is: [   ]

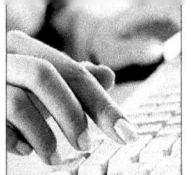

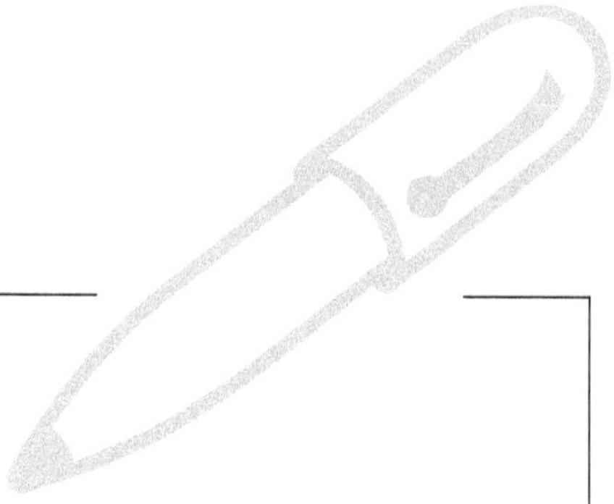

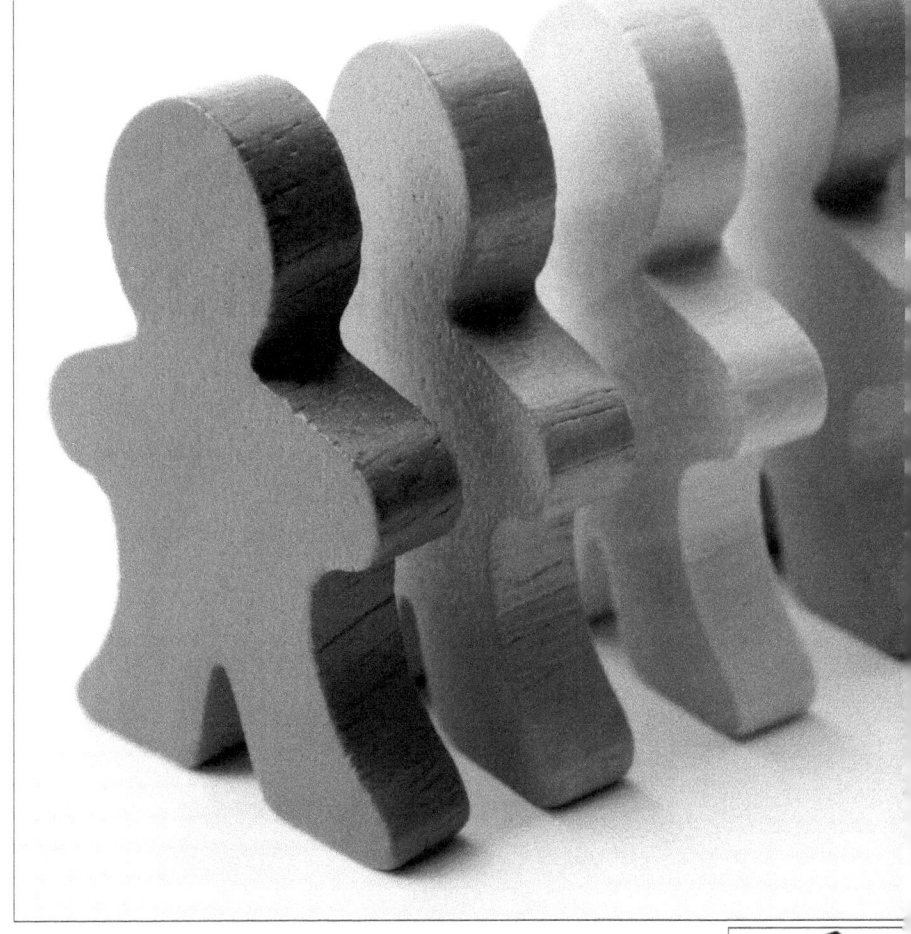

hoofdstuk 7
• De maatschappij en jij •

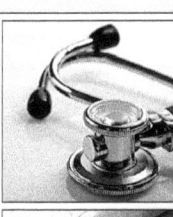
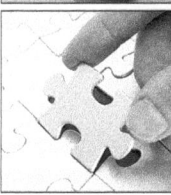
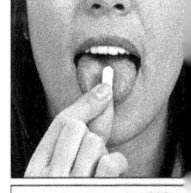
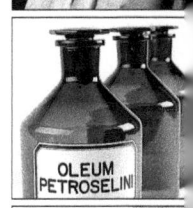
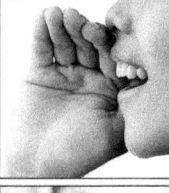
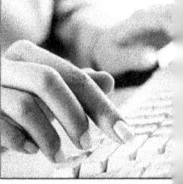

Als apothekersassistent sta je midden in de samenleving. Het is belangrijk dat je weet hoe de gezondheidszorg in Nederland geregeld is. Maar ook hoe er in de samenleving gedacht en gesproken wordt over gezondheid. Een goede apothekersassistent heeft geen 'medische oogkleppen' op maar heeft oog en begrip voor andere meningen.

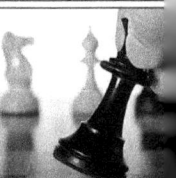

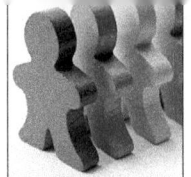

Waarden en normen

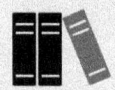
- Basiswerk AG: Professionele communicatie en beroepshouding (ISBN 978 90 313 4953 1)
- Basiswerk AG: Assistent en maatschappij (ISBN 978 90 313 5196 1)

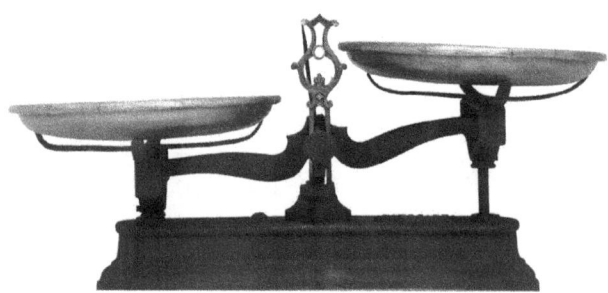

Iedereen heeft opvattingen over wat belangrijk is in het leven. De dingen die jij belangrijk vindt, je idealen en principes, dat zijn je *waarden*. Een voorbeeld van zo'n waarde is:
"Ieder mens heeft recht op evenveel kansen".

Daarnaast heeft ook iedereen ideeën over wat je wel en niet hoort te doen. Gedrag wat je goed of fout vindt, dat zijn jouw *normen*. Normen moeten er voor zorgen dat waarden tot hun recht komen.

Bijvoorbeeld:
- waarde: gelijke kansen voor iedereen
- norm: de overheid draagt bij aan het schoolgeld als ouders dit zelf niet kunnen betalen

Noem een paar waarden die jij belangrijk vindt. Let op: het gaat hierbij om grotere idealen en principes, niet om concrete gedragingen die je wel of niet goed vindt.

Bedenk bij elke waarde een bijpassende norm: iets wat jij zelf of andere mensen of instanties dus moeten doen of juist niet mogen doen.

Waarde	Bijpassende norm

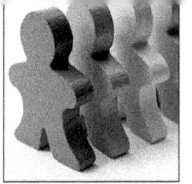

Passen jouw normen bij jouw waarden? Dragen ze ertoe bij dat die waarden gerealiseerd worden? Kan dezelfde waarde ook via een heel andere norm bereikt worden?

Vergelijk jouw waarden en normen met die van je studiegenoten.

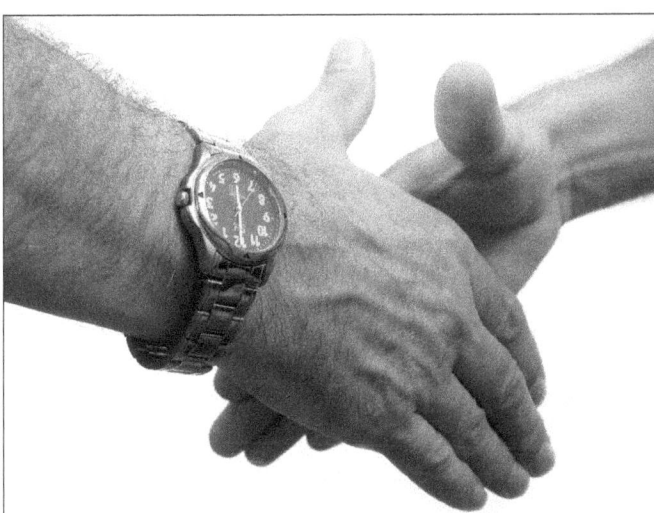

Ook bij omgangsvormen spelen waarden en normen een grote rol. Hoe ga je wel en niet met de ander om (norm) en waarom is dat zo belangrijk (waarde)?

Stel met een studiegenoot een lijstje op van omgangsregels die jullie belangrijk vinden.
Ken je voorbeelden van omgangsvormen die andere mensen wel maar jullie niet belangrijk vinden (of die jullie misschien zelfs helemaal verkeerd vinden)?

Maak samen een flap waarop te lezen is welke omgangsregels er wat jullie betreft in de apotheek moeten gelden. Geef de flap als titel: "Zo doen wij het hier (niet)!".
Legt bij elke regel ook het waarom uit.
Vergelijk jullie flap met die van de andere groepjes.

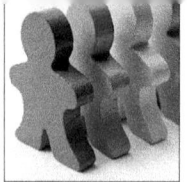

7.2 Socialisatie

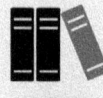
- Basiswerk AG: Professionele communicatie en beroepshouding (ISBN 978 90 313 4953 1)
- Basiswerk AG: Assistent en maatschappij (ISBN 978 90 313 5196 1)

- www.infonu.nl (> socialisatie)

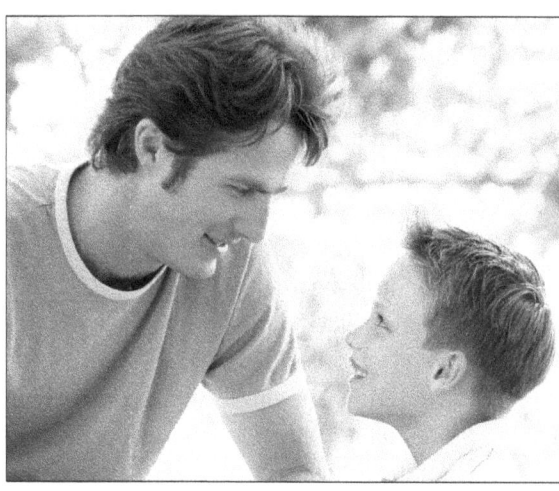

Met waarden en normen word je niet geboren, je neemt ze gaandeweg over van andere mensen. Toen je klein was maakten je ouders duidelijk waar ze voor stonden (hun waarden) en welk gedrag ze wel en niet accepteerden (hun normen).

Maar gaandeweg kunnen waarden en normen veranderen. Doordat je bepaalde ervaringen opdoet, of bepaalde mensen ontmoet. Het aanpassen of overnemen van waarden en normen heet: *socialisatie*.

Iedereen maakt zo'n socialisatieproces door.
Probeer jouw persoonlijke socialisatieproces in hoofdlijnen op papier te zetten: welke gebeurtenissen, ervaringen of personen hebben iets veranderd in jouw kijk op de samenleving? En hoe veranderde die kijk?

Mensen die invloed hebben gehad op de ontwikkeling van mijn waarden en normen

Praat hierover met een aantal studiegenoten. Zijn er overeenkomsten of grote verschillen?

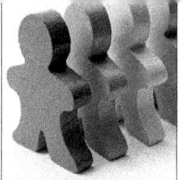

7.3 Als waarden en normen botsen

Omgaan met mensen die er andere normen en waarden op na houden kan lastig zijn.
Een apothekersassistent die dagelijks met klanten werkt loopt hier voortdurend tegenaan.
Hoe kun je andermans waarden en normen respecteren zonder je eigen waarden en normen te veel geweld aan te doen?

Een goed voorbeeld is de omgang tussen mannen en vrouwen. Welke normen hanteer je daarbij en voor welke waarden staan die normen?

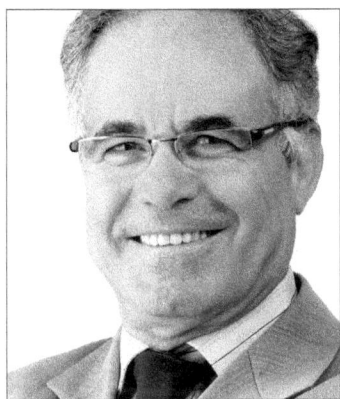

Joop de Vries huldigt de waarde dat vrouwen en mannen volstrekt gelijkwaardig zijn. Dus begroet hij mannen én vrouwen op dezelfde manier: met een handdruk (norm). Als een 'echte' Nederlander geeft hij vrouwen bovendien vaak ook nog drie zoenen op de wang (norm).

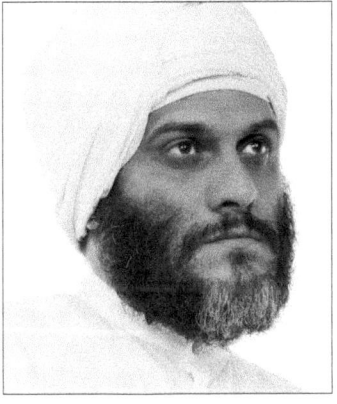

Ook Ahmed Kalla zegt veel respect voor vrouwen te hebben. Juist daarom vindt hij het ongepast om een onbekende vrouw zomaar beet te pakken en een hand te geven. Een vrouw zoenen die niet je partner, dochter of familielid is, dat vindt hij het toppunt van brutaliteit.

Beide mannen vinden dat de ander vrouwen met minachting behandelt. Wie heeft gelijk?

Praat in een groepje over de volgende vragen:
1. Komt de manier waarop Joop vrouwen begroet (zijn norm) overeen met de opvatting "Vrouwen zijn even belangrijk als mannen" (zijn waarde)?
   En hoe zit dat bij Ahmed?

2. Stel dat een klant jou geen hand wil geven terwijl jij dat juist normaal vindt. Of andersom: de klant wil jou een hand geven maar jij vindt dat ongepast.
   Pas jij je dan aan de klant aan of vind je dat hij zich aan jou moet aanpassen?

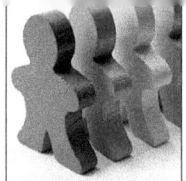

Discussies in de maatschappij

7.4 Luchtvervuiling

- home.hccnet.nl/j.aart/fijnstof.html
- www.fietsersbond.nl (> brommers > brommers zijn fijnstofkanonnen)

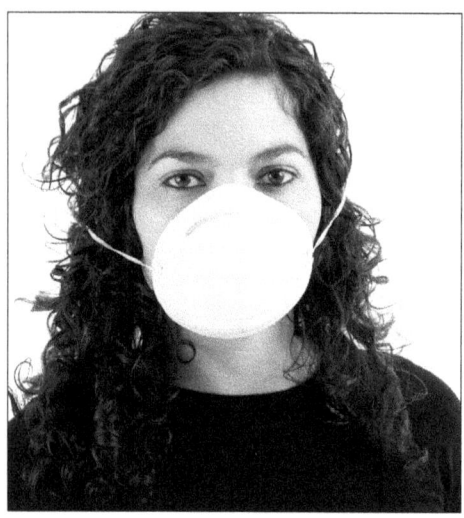

Luchtvervuiling is slecht voor je gezondheid, dat weet iedereen. Veel mensen denken bij de term luchtvervuiling aan CO_2 en andere schadelijke gassen die door fabrieken worden uitgebraakt. Maar er is nog een boosdoener: fijnstof. Stofdeeltjes die zo klein zijn dat ze niet door je neus, mond of keel worden opgevangen en uiteindelijk diep in je longen doordringen. Daar richten ze schade aan.

Zoek op wat de gezondheidsrisico's zijn van fijnstof.

1. Hoeveel procent van de Nederlanders staat dagelijks bloot aan een concentratie fijnstof die boven de wettelijke norm ligt?

2. Hoeveel procent van het aantal astma-aanvallen wordt waarschijnlijk door fijnstof veroorzaakt?

3. Hoeveel mensen leven ongeveer 10 jaar korter, als gevolg van de luchtvervuiling?

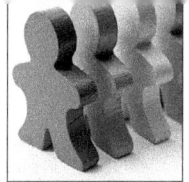

4. Noem een aantal klachten en aandoeningen die door fijnstof veroorzaakt kunnen worden.

5. Welke mensen zijn extra gevoelig voor fijnstof?

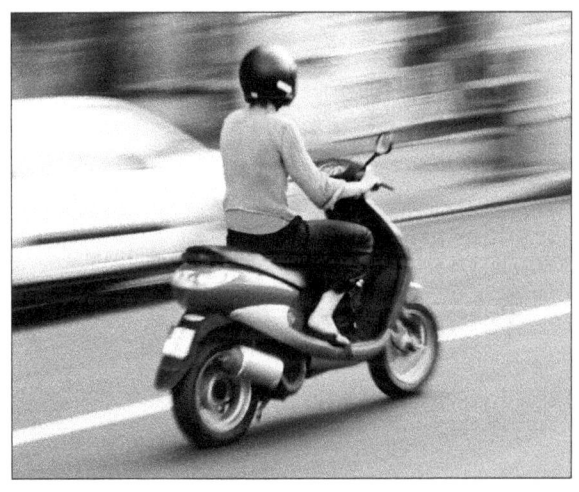

Het verkeer is een grote producent van fijnstof. Verplicht stellen dat dieselmotoren voorzien worden van een roetfilter en vrachtwagens zoveel mogelijk uit de stad weren helpt. Maar ook brommers en scooters blijken enorme wolken fijnstof te produceren.
Lees op www.fietsersbond.nl het artikel "Brommers zijn ultra fijnstofkanonnen" en bekijk het filmpje.

De meeste brommerrijders kiezen niet voor de brommer omdat ze zo ver weg wonen, maar omdat ze brommer rijden gewoon leuker vinden dan de fiets, bus of tram pakken.
Ontwerp samen met een studiegenoot een poster die brommerrijders aan het denken zet.
Leg deze poster voor aan brommerrijders die je kent en peil hun reactie.

Tip

Een poster is vooral bedoeld om de boodschap krachtig neer te zetten. Kies een pakkende kop, een aansprekend beeld en beperk je tot een paar belangrijke, kort geformuleerde argumenten.
Eindig de poster met een slogan, een oproep aan de lezer.

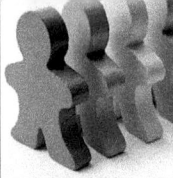

Vinden jullie dat er wettelijke maatregelen moeten komen om de productie van fijnstof door brommers en scooters terug te dringen?
Zo ja: welke maatregelen zouden dat kunnen zijn?
Zo nee: waarom hoeft dit volgens jullie niet via de wet geregeld te worden?

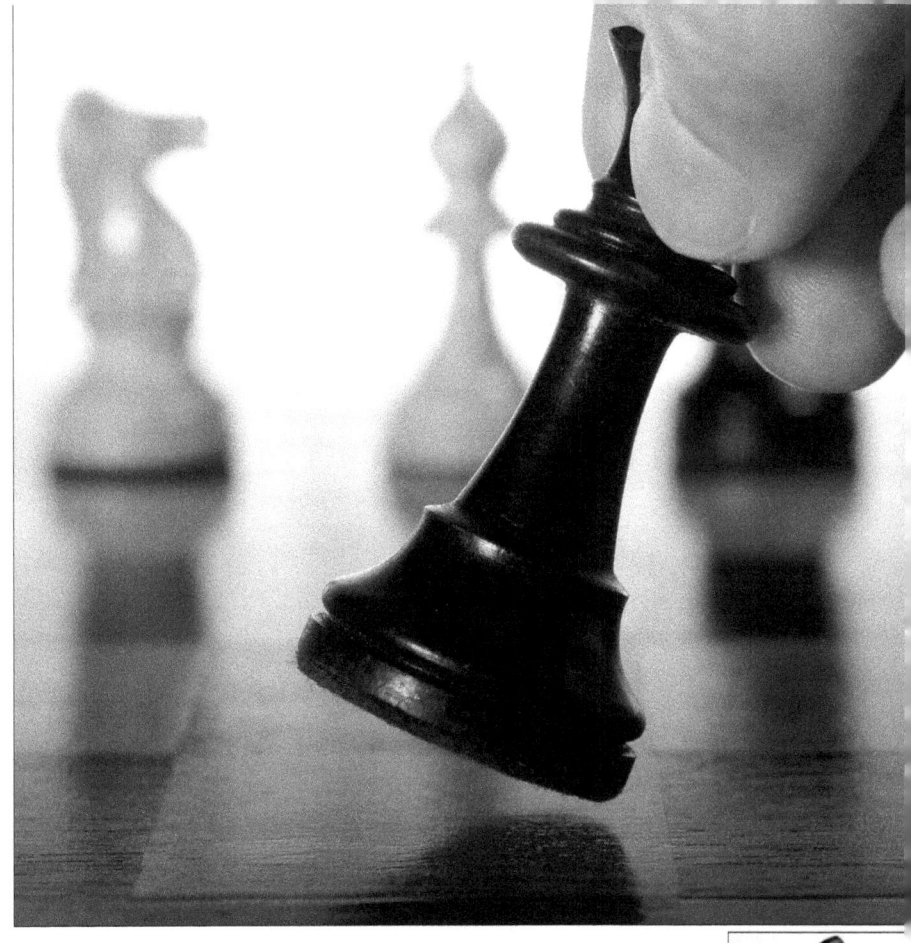

hoofdstuk 8
Persoonlijke groei

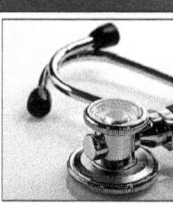
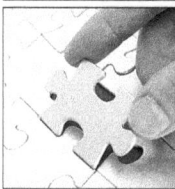
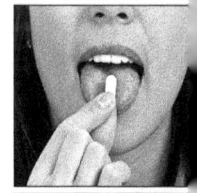
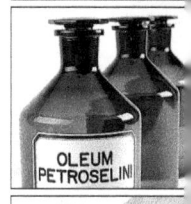
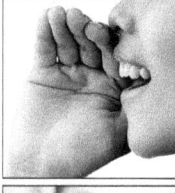
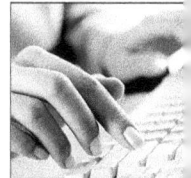
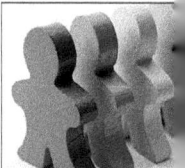

Mensen leren hun hele leven, vanaf de dag dat ze geboren worden tot het moment waarop ze hun laatste adem uitblazen. Van alles wat je meemaakt steek je wel iets op.
Je kunt het aan het toeval overlaten wat je leert of zelf een koers uitstippelen. In dat geval heb je zelf invloed op hoe je leert. Hoe slimmer je het aanpakt, hoe sneller en beter je leert. Tijdens je opleiding en straks in je baan als apothekersassistent.

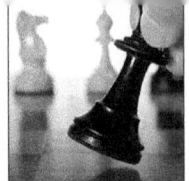

Werken volgens methodiek

8.1 Planmatig of niet?

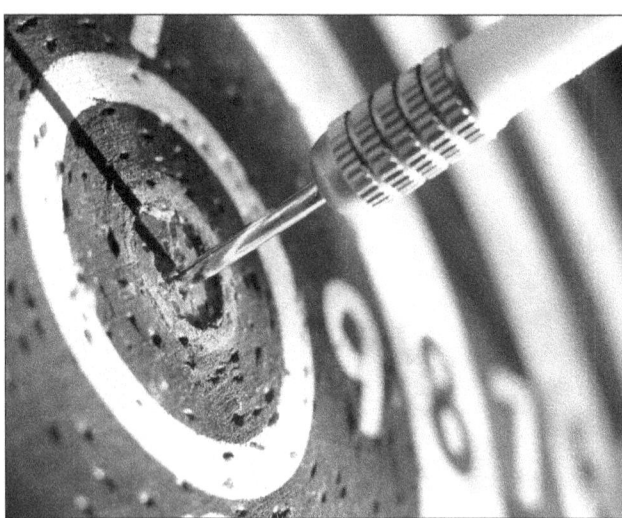

Werken volgens methodiek betekent dat je een doordachte werkwijze kiest om je doel te bereiken. Je pakt dingen aan volgens een bepaald plan.
Ben jij iemand die dingen systematisch en planmatig aanpakt? Of begin je meestal gewoon ergens en zie je wel waar het schip strandt?

Vul dat in voor onderstaande voorbeelden:

Activiteit	Dit doe ik volgens plan	
	ja	nee
Mijn kamer of huis opruimen		
Mijn administratie bijwerken		
Me voorbereiden op een toets		
Huiswerk maken		
Boodschappen doen		
Mijn vakantie regelen		

Vergelijk jouw antwoorden met die van een aantal studiegenoten.
Wie van jullie is de grootste 'chaoot', wie de grootste 'regelneef'?

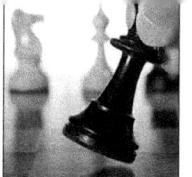

In het beroep van apothekersassistent is het belangrijk om je werk methodisch aan te pakken. Het gaat om de gezondheid van de klanten, een apotheek kan zich geen vergissingen, vertragingen of half werk veroorloven!
Een methodische aanpak kent 6 stappen:

Stap 1: Informatie verzamelen
Verzamel zoveel mogelijk informatie die te maken heeft met de kwestie. Daarbij kun je verschillende bronnen raadplegen: internet, boeken, folders of andere mensen.

Stap 2: Probleem vaststellen
Bepaal wat precies het probleem is dat opgelost moet worden.

Stap 3: Doel formuleren
Stel vast wat je uiteindelijk wilt bereiken. Gebruik de SMART-regel bij het formuleren van dat doel:
- **S**pecifiek: vermijd vage aanduidingen en algemene termen
- **M**eetbaar: bedenk hoe je kunt vaststellen of het doel bereikt is
- **A**cceptabel: formuleer een doel waarin alle betrokkenen zich kunnen vinden
- **R**ealistisch: controleer of het gestelde doel haalbaar is
- **T**ijd: geef aan wanneer dit doel bereikt moet zijn

Stap 4: Plan ontwerpen
Schrijf op welke activiteiten je gaat ondernemen om je doel te bereiken. Gebruik hierbij de 6 W's:
- **W**ie doet het?
- **W**at doet hij of zij precies?
- **W**aarom doet hij of zij dat?
- **W**aar doet hij of zij dat?
- **W**anneer gebeurt dat?
- Op **W**elke wijze doet hij of zij het?

Stap 5: Plan uitvoeren
Voer alle activiteiten uit, volgens plan.

Stap 6: Evalueren
Kijk na afloop terug op hoe je het hebt aangepakt. Is het gestelde doel bereikt?
Zo niet, besluit dan hoe je het een volgende keer anders kunt aanpakken of hoe je een doel kunt formuleren dat gemakkelijker te bereiken is.

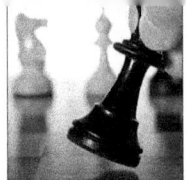

Stel: er komt een klant binnen die al een week keelpijn heeft. Bedenk een methodische aanpak voor deze situatie. Wat doe je binnen elke stap?

1. Informatie verzamelen

2. Probleem vaststellen

3. Doel bepalen

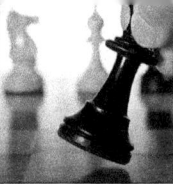

4. Actieplan bedenken

5. Actie uitvoeren

6. Evalueren

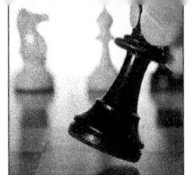

GPSR Compliance
The European Union's (EU) General Product Safety Regulation (GPSR) is a set of rules that requires consumer products to be safe and our obligations to ensure this.

If you have any concerns about our products, you can contact us on

ProductSafety@springernature.com

In case Publisher is established outside the EU, the EU authorized representative is:

Springer Nature Customer Service Center GmbH
Europaplatz 3
69115 Heidelberg, Germany